JN265405

とろみ調整剤
ハンドブック

- 大越　ひろ
- 品川喜代美
- 高橋　智子
- 玉木　有子　著
- 船見　孝博
- 房　　晴美
- 増田　邦子

東京堂出版

はじめに

　65歳以上の高齢者人口は2011年9月15日現在の推計によると、2,980万で総人口に占める割合は23.3％に達しています。しかも、75歳以上の後期高齢者は1,430万人、総人口に占める割合は、11.2％に達し、9人に1人が後期高齢者という、「本格的な高齢社会」になっています。高齢社会白書平成23年版によれば、75歳以上で要介護認定を受けている割合は21.6％であり、介護が必要になった主な原因は、「脳血管疾患」が23.3％、次いで、「認知症」14.0％、「高齢による衰弱」13.6％となっているそうです。これらの疾患を持つ高齢者の多くは摂食・嚥下機能が低下している事例が多いので、食事にあたって、増粘剤（とろみ調整食品）の利用は必須となります。現在要介護が必要な高齢者は病院、施設、在宅などいろいろな場所で介護されていますが、介護者にとって増粘剤（とろみ調整食品）の扱い方の知識は十分とはいえないのが現状です。

　本書はこのような時代背景を鑑み、病院や施設、在宅などで遭遇するであろう増粘剤の使用方法について、基礎的な知識を解説し、さらには、実際の現場での使用事例について解説を加えております。しかし、それぞれの場での活用には不十分な点があると思いますので、本書をご利用いただいた方々からのご批判、ご教示をいただきたいと願っております。

　最後に、執筆に当たり、論文・著者を引用させていただきました関連の著者の方々、さらには出版にあたり細かい配慮をいただきました東京堂出版の方々に感謝申し上げます。

　また、本書の企画をご提案いただきました新潟医療福祉大学名誉教授村山篤子先生・東京農業大学名誉教授川端晶子先生に感謝申し上げます。

　　2012年3月　　　　　　　　　　　　　　　　　　　　　　著者一同

◎とろみ調整剤ハンドブック　目次

はじめに
目　次

1　摂食・嚥下機能と増粘剤のはたらき

　　なぜ、嚥下補助食品が必要なのか。　2

2　増粘剤の物性とレオロジー

　はじめに　6
　食品および医薬品用途の増粘剤　9
　増粘剤の起原　11
　増粘剤の理化学特性（構成糖ならびに分子構造）　13
　増粘剤を含む食品の力学測定　18
　増粘剤各論　30
　増粘剤のレオロジー特性と感覚特性の相関　64
　増粘剤とフレーバーリリース　67
　まとめ　68

3　摂食・嚥下調整食の調整方法

1　液状食品にとろみをつけることの重要性　……………………76
　硬さの異なる粘稠ゾル試料の咽頭における挙動　77
　刻み食をまとめる粘稠ゾルの有効性　81
　粘稠なムース状食品の力学的特性、飲み込み特性と舌運動　90
　調理現場における粘稠液状食品（とろみ）の力学的特性の簡易測定方法　95

2　市販されているとろみ調整食品の特徴　………………………107
　はじめに　107
　とろみをつける食品　107
　とろみ調整食品の種類　108
　とろみ調整食品の原材料　109

とろみ成分の種類と特徴　110
　　計量の注意点　112
　　とろみの目安、表示　113
　　栄養成分　117
　　価格　118
　　まとめ　119
　付表
　　1. とろみ調整食品の原材料と特徴　122
　　2. とろみ調整食品の栄養成分　126
　　3. とろみ調整食品の市場参考価格　130
　　4. とろみ調整食品のメーカー各社問い合わせ先一覧　134
　　5. 五訂増補食品成分表よりデンプン類の栄養成分　136

4　実際の現場から―現役の管理栄養士からの意見―

1　実際の現場から ……………………………………………140
2　急性期の病院でのとろみ補助食品の利用方法 ……………141
　はじめに　141
　摂食・嚥下障害患者の栄養管理　142
　とろみ調整食品の利用方法　146
　まとめ　151
3　高齢者福祉施設でのとろみ補助食品の利用方法 …………153
　摂食機能に対応した安定した食形態の提供　153
　とろみ補助食品を利用した献立の展開例　153
　とろみ調整食品使用方法のポイント　154
　摂食状況にあわせた適切な食形態・とろみ補助食品の選択　155
　とろみ補助食品を使用した嚥下調整食の調理の工夫　155
　水分補給の工夫（とろみ補助食品を使用）　161
　まとめ　162
4　委託給食企業の立場でのとろみ調整食品の利用方法 ……164
　給食の外部委託率　164
　受託先病院・高齢者施設の食事形態について　165
　とろみ調整食品の使用事例　167

受託先給食施設におけるとろみ調整食品に関する教育　172
今後の展望　172

索引　174

著者紹介

1 摂食・嚥下機能と増粘剤のはたらき

摂食・嚥下機能と増粘剤のはたらき

大越　ひろ

　嚥下に障害を持つ患者（場合によっては施設入所者）の食事に欠かせないものが、増粘剤、すなわちトロミ調整食品である。普及当初は、増粘剤という表現が多く見られたが、増粘剤という表記は増粘効果を持つ食品添加物の総称なので、市販製品では、「とろみ調整食品」として販売されている場合が多い。すなわち、「剤」という用語は「薬」を想像するということから、とろみをつけることは食事の場面で多く用いられるため、「とろみ調整食品」や、「増粘食品」あるいは「嚥下補助食品」という表現を用いている場合が多い。

❖なぜ、嚥下補助食品が必要なのか。

　人は加齢とともに食べる機能が低下してくる。その要因として、義歯の装着による咀嚼機能の低下や、脳血管疾患や認知症が誘因となって発症する嚥下機能の障害などがあげられる。しかも、嚥下障害を引き起こすといわれている症状がない場合でも、低栄養状態になると、筋力の低下、すなわち、サルコペニア（筋減弱症）[1]のために、嚥下筋の働きが弱って嚥下機能が低下する場合も認められている。このような患者に対しては、水のようにさらっとした（粘度が低い）飲料は間違って気管に流入する可能性が高いので、弱いとろみ（粘性率あるいは粘度）を付与することで、気管に流入する危険性を回避する場合が多い。

高齢者の摂食機能と肺炎

　日本の死亡率を厚生労働省の統計によると、肺炎はここ10数年来死亡原因の第4位を占めている。この肺炎が要因で死亡した人の90％以上が65歳以上の高齢者で占められており、高齢者が罹患する肺炎の多くは誤嚥性肺炎といわれている[2]。

人は身体機能が低下してくると、義歯などの影響で、咀嚼機能が低下してくる。さらには、脳血管障害や様々な要因で摂食・嚥下機能も低下してくる。咀嚼機能が低下してくると、硬いものは食べにくくなり、さらには摂食・嚥下機能が低下してくると、食べ物を唾液と混ぜ合わせて食塊とすることや、飲み込むことも困難になってくる。

　嚥下機能が低下している場合には、水のようにさらっとした飲料は誤って気管に入ることがある。いわゆる誤嚥であり、食べ物が誤嚥すると、同様に誤嚥性肺炎が発症する可能性がある。そのような状態の患者には、トロミ調整食品を用いて粘度を高める工夫をしている場合が多い。

高齢者施設の食事の実態

　実際に介護の現場である高齢者施設における食事の形態はどのようなものであろうか。柳沢ら[3]による食物形態の実態調査結果によると、健常者の食事と比較して、テクスチャーを再調整した食事が60％近くを占めていた。主食では粥、副食ではきざみ食である。この調査は約20年前のものではあるが、多少改善されてはいるが、現在も高齢者施設では同様の状況が見られている。

刻み食は危険である

　きざみ食は高齢者にとってはまとまりにくく誤嚥する可能性が大きいという危険性が指摘されており、前述した誤嚥性肺炎につながるものである。人は食事するときに、食物を歯で咀嚼し、舌と頬を上手に用いて、唾液と砕かれた食物をまとめ、のみこみ易い状態（食塊）にして、飲み込んでいる。しかし、高齢者になると、咀嚼する筋力も低下してくる（前述）し、食塊を形成する機能も低下してくることが指摘されている[2,4]ので、殊に刻み食では、とろみ調整食品を用いてまとまりやすくする工夫をする必要がある。

窒息のリスクも考慮する

　また、窒息事故も高齢者施設では死亡につながるため、注意が必要な問題である。ここ数年、食物による窒息が原因の事故は毎年4,000例を超え、しかも増加傾向にあり[5]、しかも、高齢者の発生件数は約半数に及んでいる。また、

食物側の要因としては、窒息事故発生件数で見てみると主食として頻繁に食べる穀類が最も多く、その中でも米類については「もち」「米飯」「おにぎり」「粥」など形態が様々である。主食においても、窒息のリスクを軽減するために、飲み込みやすい食塊形成の助けとして、とろみ調整食品の役割は大きいといえる。

文献
1) 若林秀隆（編著）：リハビリテーション栄養ハンドブック．医歯薬出版（2010）。
2) 才藤栄一、木村彰男、矢守 茂、森ひろみ、出江紳一、千野直一：嚥下障害のリハビリテーションにおける videofluorography の応用、リハ医学、23、121-124（1986）。
3) 柳沢幸江、永井晴美：咀嚼性・嗜好性を考慮した高齢者用再調整食のための基礎的研究－特別養護老人ホームでのテクスチャー再調整食の実態とその物性特性―、食に関する助成研究調査報告書（すかいらーく研究所）、9、1-9（1996）。
4) 野村修一、高齢者の摂食・咀嚼機能、臨床栄養、93、376-379（1998）。
5) 向井美惠：厚生労働科学特別研究事業「食品による窒息の現状把握と原因分析」（H20-特別―指定-017）平成20年度 統括・分担研究報告書、46-54（2009）。

2　増粘剤の物性とレオロジー

増粘剤の物性とレオロジー

船見　孝博

❖はじめに

　加齢や疾病などにより咀嚼・嚥下機能が低下する場合がある。特に嚥下機能の低下は、誤嚥性肺炎や脱水など、時に生命に関わる重大な問題を引き起こす原因になる。食塊[注1]の誤嚥[注2]を回避するため、栄養摂取の方法を経口から経管あるいは経静脈に変えることも考えられるが、食べる楽しみの喪失という面で、QOL（Quality of Life）の低下は避けられない。このような状況の下、咀嚼・嚥下機能が低下した人たちが、安全にしかもおいしく食べられる食品の開発が行われている。

　咀嚼・嚥下補助食品は1980年代から市場が形成され、現在、多くの製品が開発・上市されている。咀嚼・嚥下補助食品は利用形態によって、「とろみ調整食品」、「水分補給型食品」、「栄養補給型食品」（惣菜やデザートを含む）および「流動食」に大別することができる。介護食品は嚥下・咀嚼機能低下者や高齢者だけではなく、歯の治療などで一時的に食事が不自由な健常者にも適応可能な食品であることから、2002年4月に設立された日本介護食品協議会はその名称をユニバーサルデザインフードとし、一般消費者への普及を目指している[1]。ユニバーサルデザインフードでは4区分に食品を分類し、かむ力や飲み込む力の目安を示している。また、既存食品に添加することにより先の4区分に物性を調整できる食品（補助剤的な位置づけ）として、「とろみ調整食品」を加えている（表1）。

　「とろみ調整食品」は、誤嚥のリスクを低減する目的で液状食品や飲料に適度なとろみを付与するものであり（図1）、このような食品では増粘多糖類が主剤となる。とろみ調整食品に求められる機能として、①手撹拌のような緩い撹拌条件でもだま[注3]にならずに、容易に分散、溶解すること（図2）、②加熱

表1 ユニバーサルデザインフード（UDF）の規格

区分数値等		1	2	3	4	とろみ調整食品
区分形状		容易にかめる	歯ぐきでつぶせる	舌でつぶせる	かまなくてよい	とろみ調整
かむ力の目安		かたいものや大きいものはやや食べづらい	かたいものや大きいものは食べづらい	細かくまたはやわらかければ食べられる	固形物は小さくても食べづらい	
飲み込む力の目安		普通に飲み込める	ものによっては飲み込みづらいことがある	水やお茶が飲み込みづらいことがある	水やお茶が飲み込みづらい	
物性規格	かたさ上限値 N/m^2	$5×10^5$	$5×10^4$	ゾル：$1×10^4$ ゲル：$2×10^4$	ゾル：$3×10^3$ ゲル：$5×10^3$	
	粘度下限値 $mPa·s$			ゾル：1500	ゾル：1500	
性状等				ゲルについては著しい離水がないこと。固形物を含む場合は、その固形物は舌でつぶせる程度にやわらかいこと。	ゲルについては著しい離水がないこと。固形物を含まない均質な状態であること。	食物に添加することにより、あるいは溶解水量によって、区分1～4に該当する物性に調整することができること。

の必要なく、短時間で粘度を発現すること。③経時変化が小さいこと、④対象食品によらず安定して粘度を発現すること、⑤食感的な付着性（べとつき）が小さく、食塊の保形性（まとまり感）が高いこと、⑥食品本来の風味や外観を損なわないことなどが挙げられる[2]。とろみ調整食品では、アルファー化デンプン[注4]、グァーガム、およびキサンタンガムなどが主成分になる場合が多い。一般的に、アルファー化デンプンはグァーガムやキサンタンガムに比べて分散性は優れる（だまになりにくい）が、粘度が実用的平衡値に達するまでに

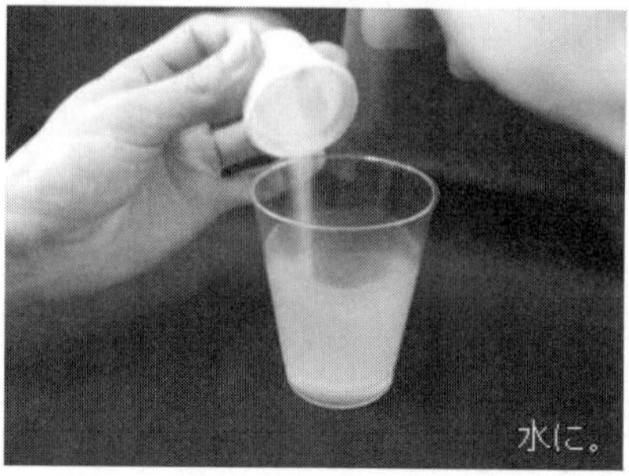

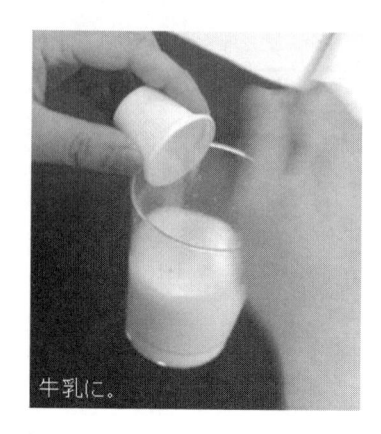

・台所で使う片栗粉と同じ目的です。容易に溶かすことができるようにいろいろな工夫がなされています。
・食べ物や飲み物に加え、混ぜるだけで、適度なとろみをつけることができる粉末状の食品です。
・とろみをつけることで、食べ物や飲み物が口の中でまとまりやすくなり、ゆっくりのどへ流れます。

図1　とろみ調整食品とは

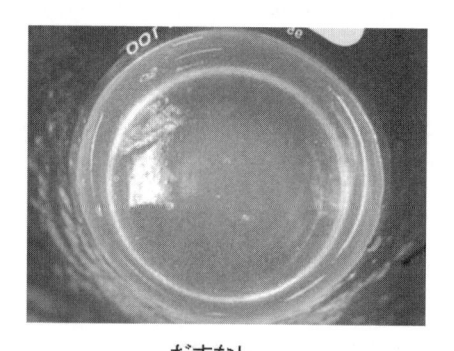

だまなし 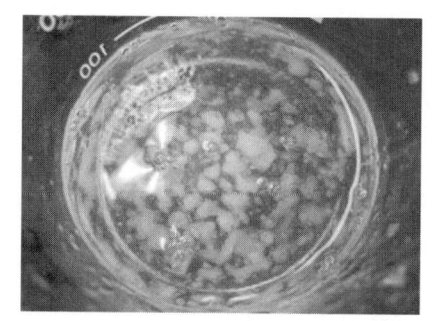　　　　　　　　　　　　だまあり

図2　だまとは

長時間を要し（水和が遅い）、食感的にも付着性が強い。また、グァーガムやキサンタンガムに比べて多量の添加が必要であるため、食品の味や外観の劣化が大きい。さらに唾液によって容易に加水分解し、粘度が低下する。そのため、新たに開発・上市されるとろみ調整食品のほとんどがキサンタンガムやグァーガムなどの増粘多糖類を主成分にしたものである（図3）。

　高齢者や嚥下困難者にとって、水のようにさらさらした液状食品は一般的に

とろみ調整食品の開発（1991年頃から）
　　第1世代　デンプン、アルファー化デンプンが主剤
　　第2世代　増粘多糖類（主に未精製グァーガム）が主剤
　　第3世代　増粘多糖類（主に精製キサンタンガム）が主剤
　　第4世代　増粘多糖類（素材の併用による万能化と細分化）

図3　とろみ調整食品の開発の歴史

飲みにくいとされる。高齢者や嚥下困難者は嚥下反射が起こりにくく、喉頭蓋の閉鎖が遅れる傾向にある。従って、水のように咽頭を通過する速度が速く、また乱流に（流速の分布が広く）なりやすい液状食品は一般的に誤嚥を引き起こしやすい。液状食品に適度なとろみを付与し、咽頭の通過速度を下げることで誤嚥のリスクを低減させるのがとろみ調整食品である。ヒトが日常活動を営む上で必要な水分量は、高齢者（体重50 kg）の場合、1日あたり約1250-1750 mlといわれている[3]。水の摂取に誤嚥のリスクを伴うことから嚥下困難者は脱水症状に陥りやすいといわている。嚥下困難者が健全な生命活動を維持していく上で、とろみ調整食品の果たす役割は大きいといえる。

本節ではとろみ調整食品を中心に、咀嚼・嚥下補助食品に用いられる増粘剤について解説する。

❖食品および医薬品用途の増粘剤

本稿では増粘以外の用途で使用する場合も含め、食品および医薬品に使用される多糖類を増粘多糖類と表記することにする。

食品に使用できる増粘多糖類は食品衛生法で定められており、加工食品に使用する場合は食品添加物として扱われる。食品添加物として増粘多糖類は、「指定添加物」、「既存添加物」、および「一般飲食物添加物」に分類される。現在、「指定添加物」（食品衛生法施行規則別表1に掲載の食品添加物）として21品目、「既存添加物」（1996年告示の既存添加物名簿に掲載の食品添加物）として44品目、「一般飲食物添加物」（一般に食品として飲食に供されているものであって添加物として使用される品目リスト）として11品目が収載されている（表2）。「指定添加物」は旧来、法規上化学的合成品扱いであったが、今後新規に登録される添加物は天然物も含めてすべて「指定添加物」扱いとなる。昭和34年告示「食品、添加物等の規格基準」で定められている事項のうち、食品

表2 食品用途の増粘多糖類

既存添加物

アウレオバシジウム培養液	カラヤガム	デキストラン
アグロバクテリウムスクシノグリカン	カロブビーンガム	トラガントガム
アマシードガム	キサンタンガム	トロロアオイ
アラビアガム	キダチアロエ抽出物	納豆菌ガム
アラビノガラクタン	キチン	微小繊維状セルロース
アルギン酸	キトサン	ファーセレラン
アロエベラ抽出物	グァーガム	フクロノリ抽出物
ウェランガム	グァーガム酵素分解物	プルラン
エレミ樹脂	グルコサミン	ペクチン
オリゴグルコサミン	酵母細胞壁	マクロホモプシスガム
カシアガム	サイリウムシードガム	モモ樹脂
ガディガム	サバクヨモギシードガム	ラムザンガム
カードラン	ジェランガム	レバン
カラギナン	スクレロガム	
加工ユーケマ藻類	セスバニアガム	
精製カラギナンユーケマ藻類	タマリンドシードガム	
	タラガム	

指定添加物

アセチル化アジピン酸架橋デンプン	酢酸デンプン
アセチル化酸化デンプン	酸化デンプン
アセチル化リン酸架橋デンプン	デンプングリコール酸ナトリウム
アルギン酸アンモニウム	ヒドロキシプロピル化リン酸架橋デンプン
アルギン酸カリウム	ヒドロキシプロピルデンプン
アルギン酸カルシウム	ポリアクリル酸ナトリウム
アルギン酸ナトリウム	メチルセルロース
アルギン酸プロピレングリコールエステル	リン酸架橋デンプン
オクテニルコハク酸デンプンナトリウム	リン酸化デンプン
カルボキシメチルセルロースカルシウム	リン酸モノエステル化リン酸架橋デンプン
カルボキシメチルセルロースナトリウム	

一般飲食物添加物

オクラ抽出物	サツマイモセルロース
海藻セルロース	ダイズ多糖類
褐藻抽出物	ナタデココ
グルテン	マンナン
グルテン分解物	レンネットカゼイン
コンニャクイモ抽出物	

添加物の成分規格や基準類（製造基準、使用基準、表示基準など）は食品添加物公定書（現在は第8版が運用）にまとめられている。食品添加物として収載されている増粘多糖類は、長年の食経験あるいは多くの試験によって安全性が確認されている。食品添加物の安全性はJECFA（WHO/FAO Joint Expert Committee of Food Additives: WHO/FAO食品添加物に関する専門家委員会）等で評価されている。JECFAは各国の添加物規格に関する専門家及び毒性学者から構成され、各国によって実施された添加物の安全性試験の結果を評価し、一日摂取許容量（Acceptable daily intake: ADI）を決定する国際評価機関である。

増粘多糖類の原材料表示として、「指定添加物」を食品中に使用した場合

表3 医薬品用途の増粘多糖類

	日本薬局方　収載品	医薬品添加物規格　収載品
食添公定書（第8版）記載	アラビアガム トラガントガム メチルセルロース カルボキシメチルセルロースカルシウム カルボキシメチルセルロースナトリウム	アルギン酸 アルギン酸ナトリウム アルギン酸プロピレングリコールエステル カラギナン カラヤガム キサンタンガム グァーガム ポリアクリル酸ナトリウム
食添公定書（第8版）未記載	カルボキシメチルセルロース 寒天 ゼラチン デキストリン デンプン （コムギ、コメ、トウモロコシ、バレイショ）	アルファー化デンプン

※ジェランガム、ペクチンは「医薬品添加物事典2007」に記載。

は、個別の物質名と用途名を併記する必要がある。用途名には、増粘剤、安定剤、ゲル化剤、糊料があり、食品中での機能によって決定される。「既存添加物」ならびに「一般飲食物添加物」も「指定添加物」と同様の表示が求められるが、複数の添加物を使用した場合、「増粘多糖類」の類別名の使用もしくは簡略名の使用が可能となる。

一方、医薬品用途の増粘多糖類の規格として、日本薬局方および医薬品添加物規格がある（表3）。

❖増粘剤の起原

増粘剤として使用される食品多糖類は天然物を起源とする（図4）。

豆類の種子を起原とする増粘多糖類として、グァーガム、タラガム、ローカストビーンガム、サイリウムシードガム、タマリンド種子多糖類（キシログルカン）、ダイズ多糖（水溶性大豆多糖類）など（図5）、樹液を起原とする増粘多糖類としてアラビアガム、ガティガム、カラヤガムなど（図6）、果実類を起

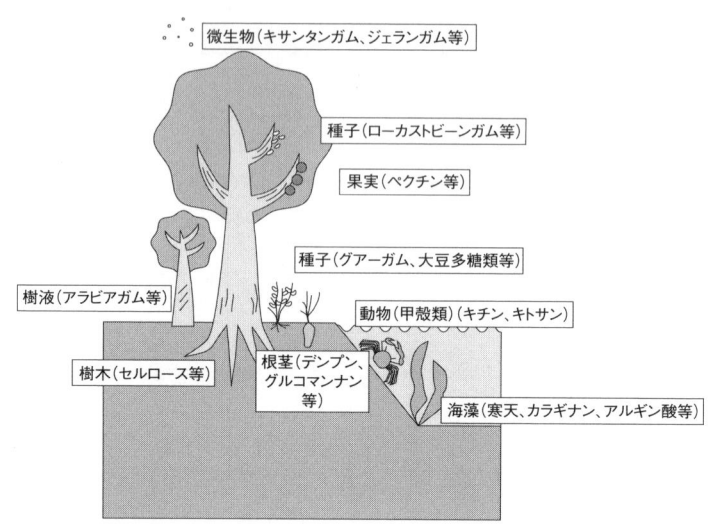

図4　増粘多糖類の起原

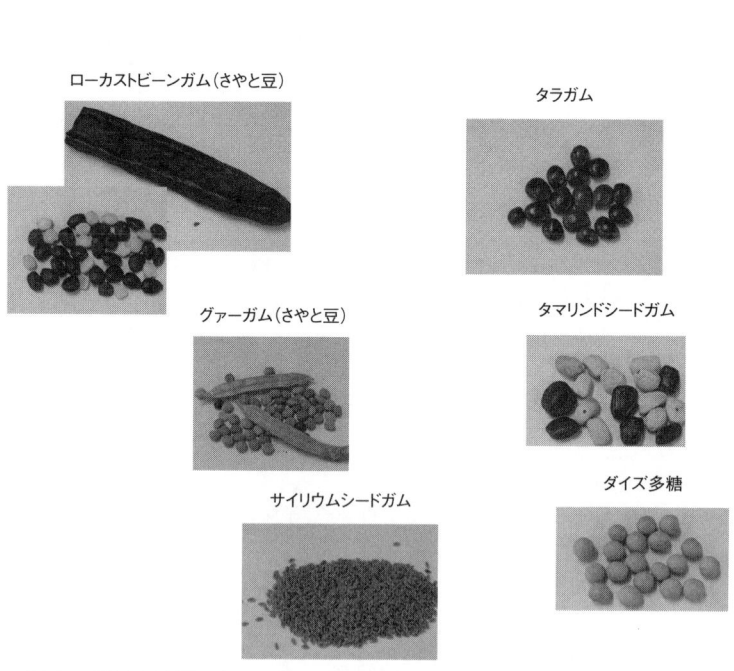

図5　増粘多糖類の起原（豆の種子）

アラビアガム

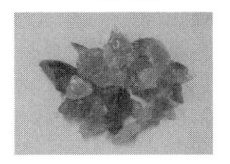

カラヤガム

ガディガム

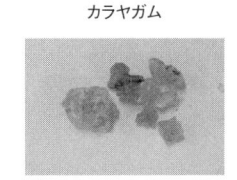

図6　増粘多糖類の起原（樹液）

ペクチン

コンニャクマンナン

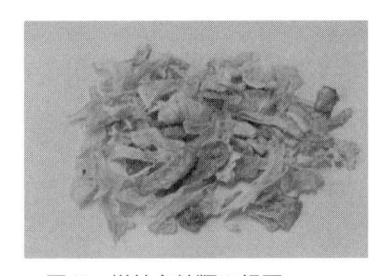

図7　増粘多糖類の起原
（果実、レモンピール）

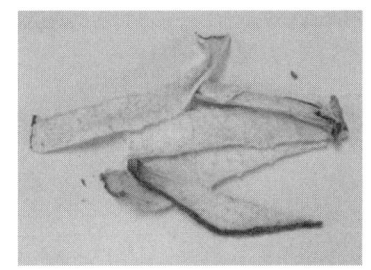

図8　増粘多糖類の起原
（根茎、コンニャクイモ）

原とする増粘多糖類としてペクチンなど（図7）、樹木のパルプ質を起原とする増粘多糖類としてセルロースおよびセルロース誘導体など、地下植物の根茎を起原とする増粘多糖類としてデンプン、コンニャクグルコマンナンなど（図8）、海藻を起原とする増粘多糖類としてカラギナン、寒天、アルギン酸など（図9）、微生物由来（醗酵性）の増粘多糖類としてキサンタンガム、ジェランガム、カードラン、プルランなど、動物由来の増粘多糖類としてキチン、キトサンなどをそれぞれ挙げることができる。

❖増粘剤の理化学特性（構成糖ならびに分子構造）

構成糖の種類で増粘多糖類を分類することができる。すなわち、構成糖が酸

アルギン酸(褐藻類)

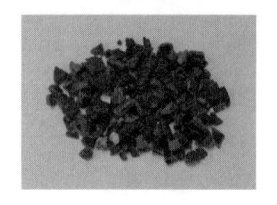

カラギナン(紅藻類)

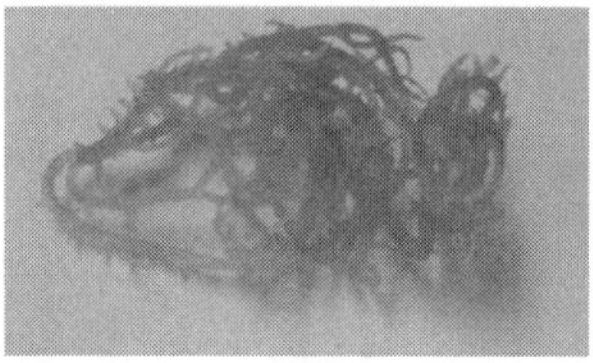

寒天(紅藻類)

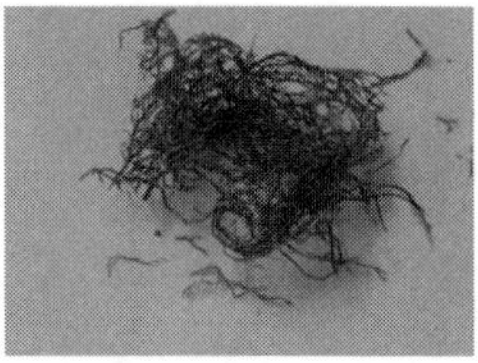

図9　増粘多糖類の起原(海藻)

性の電解基を有する多糖類（酸性多糖類）、構成糖が塩基性の電解基を有する多糖類（塩基性多糖類）、構成糖が電解基を持たない多糖類（中性多糖類）に分類する方法である（表4）。酸性多糖類のうちカラギナンは硫酸基を、キサンタンガム、ジェランガム、ペクチンなどはカルボキシル基をそれぞれ電解基として有する。塩基性多糖類のキトサンはアミノ基を電解基として有している。この分類方法は、多糖類間あるいは多糖―たんぱく質間の静電的相互作用を考える際に便利である。

　多糖類の分子構造、特に主鎖の分子構造に着目して増粘多糖類を分類することもできる。直線状の主鎖を有する（分岐や側鎖をもたない）増粘多糖類（ジェランガム、カラギナン、セルロースなど）、主鎖が分岐をもつ増粘多糖類（キサンタンガムやペクチンなど）、直線状の主鎖に側鎖が結合した増粘多糖類（グァーガム、ローカストビーンガム、ネイティブ型ジェランガムなど）、および複雑な枝分かれ構造をもつ（主鎖を特定することが難しく、球形の分子構造をもつ）増粘多糖類（アラビアガムなど）である（図10）。

　このような分子構造の違いが増粘多糖類の機能性に関与する。例えば、増粘多糖類が機能を発揮するための第一条件である水和性（水への馴染みやすさ、

表 4 構成糖による多糖類の分類

酸性多糖類		中性多糖類		塩基性多糖類	
物質名	構成糖	物質名	構成糖	物質名	構成糖
キサンタンガム	Glc、Man、Glc A	ローカストビーンガム	Gal、Man	キトサン	Glc N
ジェランガム	Glc、Glc A、Rha	タラガム	Gal、Man		
カラギナン	Gal（SO_4^-）	グァーガム	Gal、Man		
ペクチン	Gal A、Ara、Gal、Rha、etc	グルコマンナン	Glc、Man		
ダイズ多糖類	Gal A、Rha、Gal、Xyl、Glc、etc.	タマリンドシードガム	Glc、Xyl、Gal		
アルギン酸	Man A、Gul A	デンプン	Glc		
アラビアガム	Gal、Ara、Rha、Glc A、etc.	寒天	Gal		
カラヤガム	Gla、Rha、Gal A、Glc A	微結晶セルロース	Glc		
トラガントガム	Gal A、Gal、Xyl、Fuc	プルラン	Glc		
		カードラン	Glc		

Ara: arabinose, Fuc: fucose, Gal: galactose　Gal A: galacturonic acid, Glc: glucose, Glc A: glucuronic acid, Glc N:glucosamine, Gul A: guluronic acid
Man: mannose, Man A: mannuronic acid, Rha: rhamnose, Xyl: xylose

溶解のしやすさ）について、主鎖同士の結合領域（結晶領域）は熱的に安定であり、水和・溶解しにくいが、直鎖状の分子であるほど規則性が高く、この傾向が強い。また、同一の分子構造で比較した場合、電荷密度が高いほど水和・溶解しやすい傾向がある。

　直線状の主鎖（ガラクタン）を有するカラギナンでは、モノマー[注5]あたりの硫酸基含量の高いラムダタイプは加熱なしで水に溶解するが、硫酸基含量の低いカッパタイプは加熱しなければ水に溶解しない。カラギナンと類似の構造をもつ寒天は硫酸基をほとんど含まないのでカラギナンよりも高い温度で溶解する。

　ガラクトマンナン（マンナン主鎖にガラクトース側鎖が一定のモル比で結合し

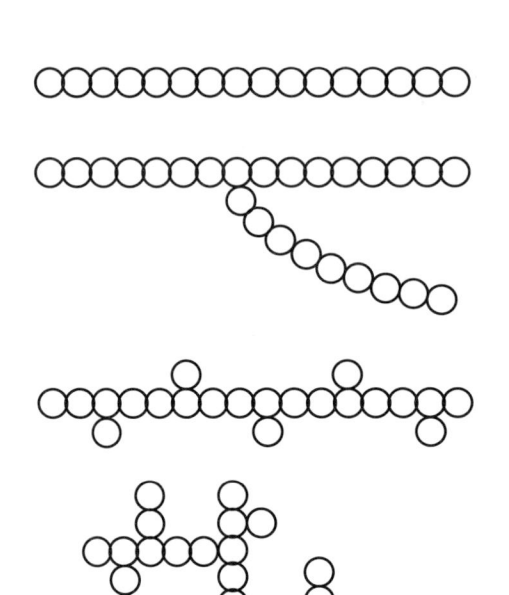

直鎖状：ジェランガム（脱アシル型）
　　　　カラギナン
　　　　セルロース

分枝状：キサンタンガム
　　　　ペクチン

側鎖：ガラクトマンナン類
　　　（グァー、タラ、ローカスト）
　　　ネイティブ型ジェランガム

球状：アラビアガム

図 10　主鎖の分子構造による多糖類の分類（模式図）

た多糖）では、グァーガムはローカストビーンガムに比べてマンノースに対するガラクトースの割合が高く、主鎖同士（Smooth region）の会合が緩い（図11）。従って、グァーガムは加熱なしでも水に溶解するが、ローカストビーンガムは加熱しなければ水に溶解しない。ペクチンも同様に、アラビノースやガラクトースなどの中性糖からなる側鎖が主鎖（ガラクツロナン）の分子会合を妨げ、水和を容易にしている。エステル化度の高いハイメトキシルペクチンは冷水に溶解する場合がある。

　アラビアガムのような球状分子は非常に水に溶けやすく、水溶液の粘度が低い（例えば10% 水溶液でも水と同程度の流動性を示す）という特徴がある。分子量が100 万 g/molをこえるような巨大分子であるにもかかわらず、分子の空間占有体積が小さく分子同士が接触しにくいため粘度を発現しにくい。

　増粘多糖類の分子（分子鎖一本一本が乖離している状態、分子分散の状態）および分子の集合体や凝集体（これらを超分子構造と呼ぶ）を目視観察する手法

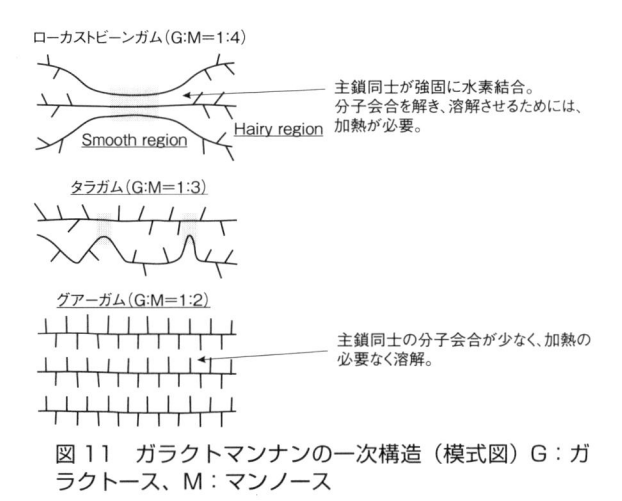

図11 ガラクトマンナンの一次構造（模式図）G：ガラクトース、M：マンノース

（図中ラベル）
ローカストビーンガム（G:M＝1:4）
　Smooth region　Hairy region
　主鎖同士が強固に水素結合。分子会合を解き、溶解させるためには、加熱が必要。
タラガム（G:M＝1:3）
グアーガム（G:M＝1:2）
　主鎖同士の分子会合が少なく、加熱の必要なく溶解。

として原子間力顕微鏡（Atomic Force Microscopy: AFM）がある。AFMは深針が試料表面から受ける力が一定になるように試料を走査する（表面をなぞる）ものであり、染色、脱水、金属蒸着等の特別な前処理がなくとも、ナノ（10^{-9}）オーダーの高分解能が得られる（図12）。大気中だけでなく液体に浸漬した状態でも観察ができるので、増粘多糖類が通常機能するような状態（水和状態）を可視化することが原理上可能である。

　食品系においては増粘多糖類が分子分散の状態にあるのはまれであり、ほとんどの場合は何らかの会合状態にあると考えられる。分子会合体や凝集体の形成が食品物性の発現に直接的に関与していると考えられる。AFMは増粘多糖類の構造情報を得るために最も強力な実験法の一つであり、不均質性を考慮した溶液やゲルの新たな力学モデルを構築するために必要不可欠である。AFMの特徴と多糖類への適応に関する詳細は既報[4]を参照いただきたい。

　一例として、ジェランガム（ネイティブ型と脱アシル型）のAFM観察結果を示す（図13）。脱アシル型ジェランガムはネイティブ型に比べて食感的に硬く、脆い（変形に対する耐性が低い）ゲルを形成する。AFM観察の結果から脱アシル型はネイティブ型に比べて剛直で、伸びた分子会合体構造をもつことが分かる。ミクロな超分子構造がマクロな食感に影響を与える。

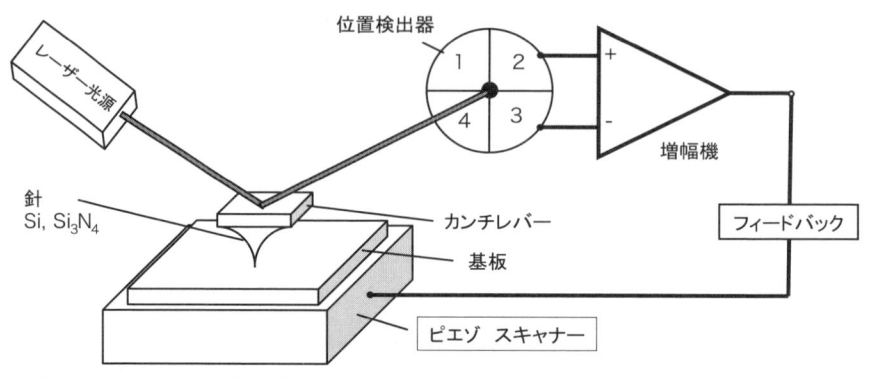

図12　原子間力顕微鏡（AFM）の測定原理

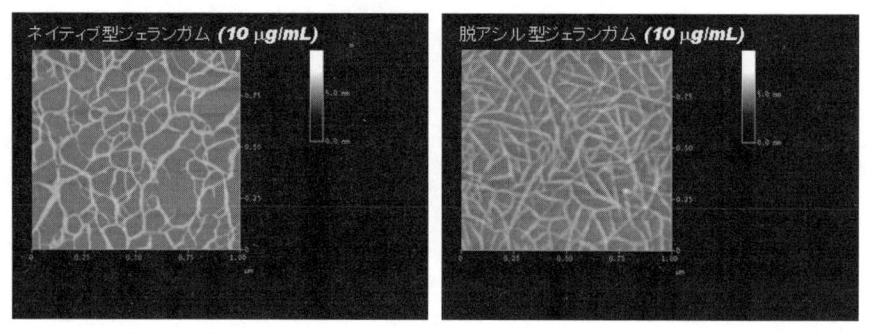

図13　ジェランガムのAFM観察

❖増粘剤を含む食品の力学測定

食品の力学測定は、基礎的方法、経験的方法、模擬的方法の3種類に大別できる（図14）。基礎的方法は客観的に定義できる物理量（例えば、弾性率や粘性率）を測定する方法であり、ごく小さい変形（線形領域内の変形）を与えて行う微小変形領域の測定と、破断に至るような大きな変形を与えて行う大変形領域の測定がある。微小変形領域の測定には静的粘弾性試験や動的粘弾性試験があり、大変形領域の測定としては破断測定（主にゲル状食品を対象）や定常ずり粘度測定（主にゾル状食品を対象）がある。代表的な測定装置として、テクスチャーアナライザーやクリープメーター（主にゲル状食品の静的粘弾性測定や破断測定）、フルイドレオメーター（主にゾル状食品の動的粘弾性測定）、イン

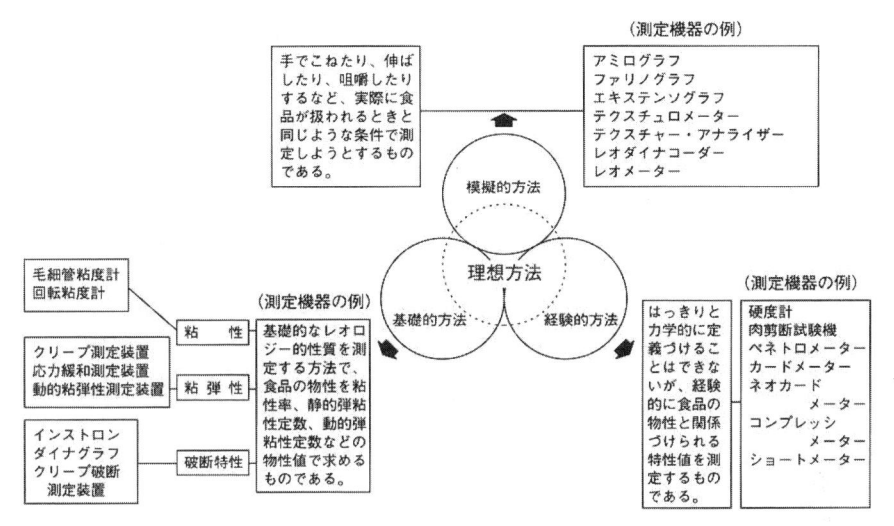

図14 食品の力学測定法

ストロン試験機（主にゲル状食品の破断測定）、および共軸二重円筒型回転粘度計（主にゾル状食品の定常ずり粘度測定）などがある。

経験的方法は、客観的に定義できる物理量ではなく、経験的に食品の品質と関連付けられる特性値を測定するもので、測定結果は装置の構造や測定条件に依存する。カードメーター（切断による変形）やペネトロメーター（貫入による変形）などが代表的な測定装置である。科学的な観点からは物理量として厳密に定義される基礎的方法が重要視されるが、不均質な構造をもち、成分的にも多様な食品では、むしろ経験的方法が有益である場合も少なくない。厳密な物理量でなくとも、食品の品質との関係が経験的にわかっているような指標であれば実用的には有用である。

模擬的方法とは食品を調理する際の撹拌操作や、食品を摂取する際の咀嚼動作を再現、模擬して力学特性を測定する方法で、デンプンの膨潤・糊化挙動を測定するブラベンダービスコグラフやラピッドビスコアナライザー（RVA）、小麦粉ドウの特性値を測定するブラベンダーファリノグラフおよびテクスチャー特性値を解析するテクスチュロメーターなどが代表的な測定装置である。

なお、食品の力学的性質のことを食品物性という場合があるが、厳密には誤用である。本来、物性とは力学的性質に限定されず、熱的性質（熱可逆性や不

可逆性)、光学的性質(透明、濁りなどの外観)あるいは保水性(水を離しやすいか、しにくいか)などの物理的性質を含むものである。本稿では力学測定あるいはレオロジー測定という呼び方で統一する。

粘度

粘度はゾル状食品が対象であり、実用的にはB型回転粘度計(図15)により測定される場合が多い。B型回転粘度計は、試料中に浸漬したローターを一定速度で回転させ、流れに対する粘性抵抗を測定するものである。粘性抵抗値は0から100までの数値として表され、これにローターおよび回転数によって決まる定数を乗じることで粘度を算出する。B型回転粘度計は比較的安価で操作が簡単であり、実用性の高い測定機器として食品産業界に普及している。

介護食品における粘度は、ローターの回転数12 rpm、ローター回転開始から粘性抵抗値を読み取るまでの時間間隔2分、温度20±2℃で測定される場合が多い。粘度測定の際は、特にローターの回転数に注意しなければならない。ゾル状食品の多くが回転数によって粘度が変化する非ニュートン流体挙動(多くの場合が、回転数の増加によって粘度が低下するシュードプラスチック粘性挙動)を示し(図16)、回転数によって粘度の大小関係が逆転する場合があるからである。なお、レオロジー的には、ローターの回転数ではなく試料のずり速度が決まらないと(ずり)粘度を求めることはできない。ずり速度とは流動によって生じる試料内の速度勾配のことであり(図17)、同じローターを用いても試料を充填する容器のサイズによってずり速度が異なる。容器とローターの間隙距離(これをギャップという)がずり速度に影響する。従って、粘度測定の際は容器サイズまで規定する方が好ましい。しかし、B型回転粘度計には特殊な形状をしたローターもあり、この点からも厳密にずり速度を決めることは難しい。B型回転粘度計の使用に際してはその利点と限界を理解する必要がある。

正確なずり粘度の測定には円錐―平板型の粘度計(例えば、E型粘度計)を用いる。円錐―平板型冶具では、試料の位置によらずずり速度が等しくなるからである。これに対し、平行円板型の冶具では、中心から離れるほどずり速度が大きくなる(図18)。

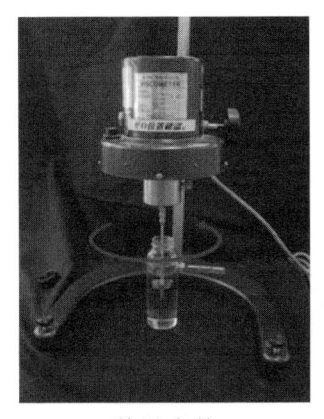

装置本体 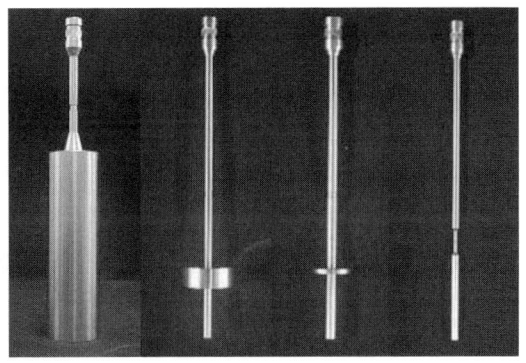　　　　　　　ローター（標準付属品）

- 比較的安価で操作が簡単であり、実用性の高い測定機器として食品産業界に普及。
- ずり速度が決まらない。
- 付表の係数は、JIS規格の標準液（ニュートン流動体）を使用して求めたもの。
- 測定値は、いわば「B型回転粘度計ユニット」。

図14　B型回転粘度計

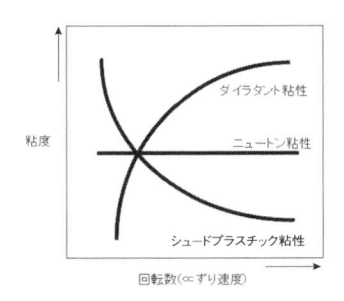

・はちみつやシロップを除く、ほとんどの食品がシュードプラスチック粘性を示す。

図16　ゾル状試料の粘度挙動

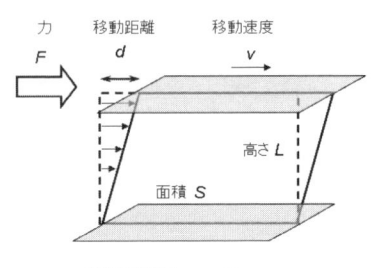

粘性率(粘度) $\mu = \sigma/\dot{\gamma}$
ずり応力 $\sigma = F/S$
ずり速度 $\dot{\gamma} = d\gamma/dt = v/L$

（ずり歪 $\gamma = d/L$）
（ギャップ L）

図17　ずり速度（速度勾配）とは

動的粘弾性

　動的粘弾性はゾル状およびゲル状食品のいずれも測定対象となる。基本的に微小変形領域における測定であり、試料構造を破壊することなく、粘弾性特性を測定することができる（図19）。測定試料にサインカーブで表される正弦歪

みを印加し、応力応答を読みとる（図20）。印加した歪みに対して位相（時間）のずれがないのが純弾性体、逆に印加した歪みに対して位相が$\pi/2$早まる（すなわちコサインカーブになる）のが純粘性体のレオロジー挙動である。得られた応力応答を位相のずれが全くないベクトル成分（弾性的成分）と位相が$\pi/2$早いベクトル成分（粘性的成分）に分解し、歪みで除したものが、それぞれ貯蔵弾性率（G'）および損失弾性率（G''）である。さらに、貯蔵弾性率に対する損失弾性率の比率（すなわち、弾性項に対する粘性項の割合）を力学的損失正接（$\tan \delta$）といい、これは合成ベクトルの向きと一致する。

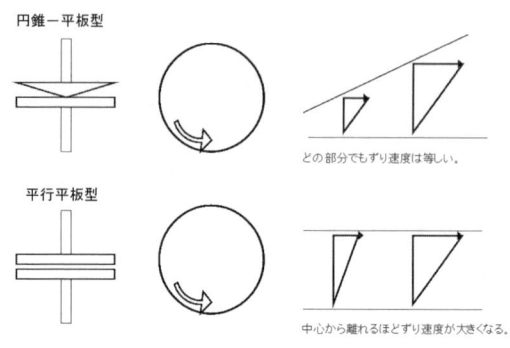

図18 粘度計の冶具によるずり速度の違い

　動的粘弾性測定には周波数依存性、歪み依存性、および温度依存性に代表される測定モードがある。測定試料において、ゾル的成分あるいはゲル的成分のいずれが支配的かを、動的粘弾性の周波数依存性、いわゆる力学スペクトル（図21）から判定する場合がある。力学スペクトルは大きく以下の3つに分類される。①「真のゲル型」：全周波数領域（通常、$10^{-3} \sim 10^2$ rad/s程度の測定範囲内）においてG'がG''よりも常に10倍程度以上大きく、G'、G''とも周波数（ω）に依存しない。②「希薄溶液型」：全周波数領域において$G''>G'$であり、G'、G''ともωに依存して増加する。低周波数領域では$G' \sim \omega^2$、$G'' \sim \omega$となる。③「鎖状高分子濃厚溶液型」：G'、G''ともωに依存して増加するが、低周波数領域では$G''>G'$、高周波数領域では$G'>G''$である。なお、「真のゲル型」と「鎖状高分子濃厚溶液型」の中間に、④「弱いゲル型」（構造化した液体型）の力学スペクトルがある。「弱いゲル型」の力学スペクトルでは、全周波数領域で$G'>G''$であり、G'、G''ともわずかに周波数に依存して増加する。力学スペクトルから「弱いゲル」と「真のゲル」を区別することは難しいが、線形領域を超える歪みを印加して試料の構造を破壊し、一定時間静置後、再度力学スペクトルをみると両者の相違が明らかになることがある。「弱いゲ

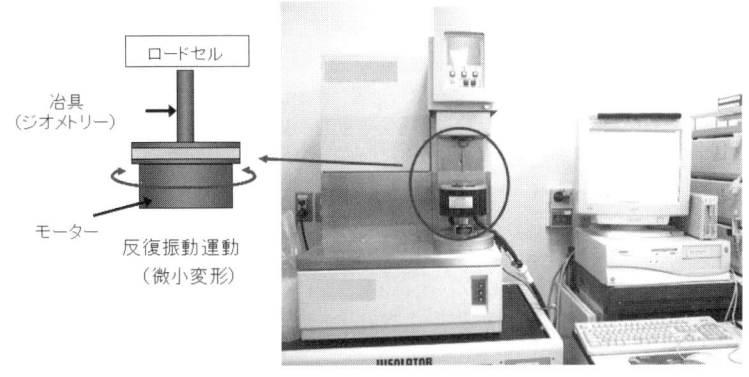

図19 動的粘弾性測定装置（ずり振動型）

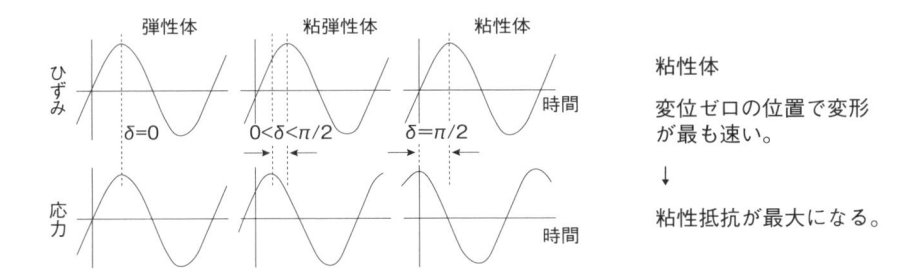

粘性体

変位ゼロの位置で変形が最も速い。
↓
粘性抵抗が最大になる。

正弦波歪み	$\gamma = \gamma_0 \sin \omega t$
純弾性体の応力応答	$\sigma = \sigma_0 \sin \omega t$
純粘性体の応力応答	$\sigma = \sigma_0 \sin (\omega t + \pi/2) = \sigma_0 \cos \omega t$
粘弾性体の応力応答	$\sigma = \sigma_0 \sin (\omega t + \delta)(0 < \delta < \pi/2)$

$\sigma = \sigma_0 \cos \delta \cdot \sin \omega t + \sigma_0 \sin \delta \cdot \cos \omega t$

$\sigma/\gamma_0 = (\sigma_0 / \gamma_0 \cdot \cos \delta) \sin \omega t + (\sigma_0 / \gamma_0 \cdot \sin \delta) \cos \omega t$

$G(\omega) = G'(\omega) + iG''(\omega)$
G':貯蔵弾性率(弾性項), G'':損失弾性率(粘性項)
$\tan \delta = G''/G'$ 損失正接(弾性項に対する粘性項の割合)

図20 動的粘弾性の測定原理

ル」では流動後、短時間のうちに構造が回復し、歪み印加前とほぼ同様の力学スペクトルを示すのに対し、「真のゲル」では構造が回復せず、歪み印加前とは異なる力学スペクトルを示す。いずれにしても動的粘弾性測定により、大変形試験では捉えることができないミクロな試料構造を推測することができる。

図21 動的粘弾性の周波数依存性（力学スペクトル）

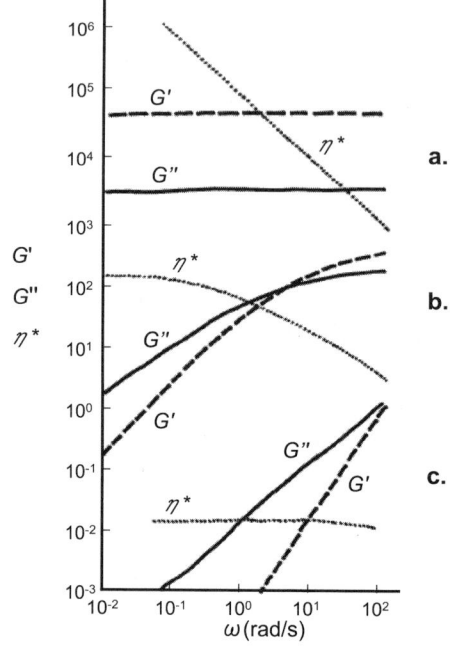

a. ゲル型（真のゲルおよび弱いゲル*）
b. 鎖状高分子濃厚溶液型
c. 希薄溶液型

*「構造化した液体」ともいう。

かたさ[注6]

かたさは旧特別用途食品制度（厚生労働省）における高齢者用食品—そしゃく、えん下困難者用食品[注7]やユニバーサルデザインフードで規定されている力学指標である。ゾル状およびゲル状食品のいずれもが測定対象であり、一軸圧縮試験機（図22）による圧縮応力として規定される。上記規格におけるかたさは、直径20 mmの円柱型プランジャーを用いて、温度20±2℃、圧縮速度10 mm/秒で測定される場合が多い。ゾル状試料の場合は、直径40 mm、高さ15 mmの容器に試料を充填し、クリアランス5 mmで圧縮する（つまり、試料表面から10 mm圧縮する）。一方、ゲル状試料は上記の容器に必ずしも充填することができない。既成の容器から取り出すことなく、変形率（試料高に対する圧縮距離）70%（つまり、クリアランス30%）まで圧縮することでかたさを求める場合がある。

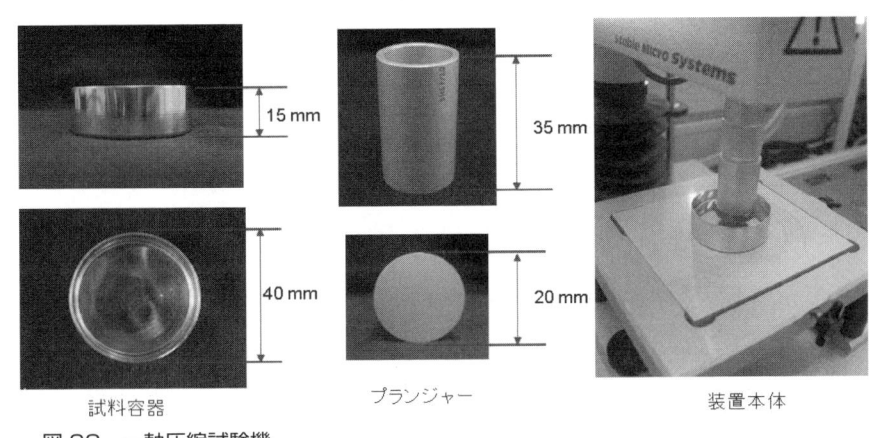

図22　一軸圧縮試験機

　粘度と同様、かたさも圧縮速度によって変化し、ゾル（粘性）成分が多い試料ほど圧縮速度の影響を受けやすい。圧縮速度が大きくなるとかたさ値は増加する。当然ながら、クリアランスが小さくなるほどかたさ値は増加する。また、プランシャーの材質によっても測定値が変化する可能性がある。

リング法

　リング法は米国農務省（United States Department of Agriculture）では Consistometer と呼ばれる公定法であり、ゾル状食品が測定対象である。測定法の一例として、ガラス製容器（内径 30 mm、高さ 20 mm）に試料を充填し、同心円を記載した PET 製のフィルムシートの中央部に配置する（図23）。一定時間（例えば1分間）静置後、リングを上方に引き抜き、試料を自重により流動させる。同心円の中心から試料の外縁の距離を、45°刻みで8方向分読み取り、平均値を求める。値が大きいほど流動しやすく、保形性が低いことを示す。同時に試料の外縁に生じる離水をみることで、保水状態を評価することもできる。特殊な装置が必要なく持ち運びが可能であるため、現場レベルの簡易測定として有用である。

Texture Profile Analysis（TPA）

（1）　TPA と特別用途食品制度の許可基準におけるかたさ、凝集性、付着性

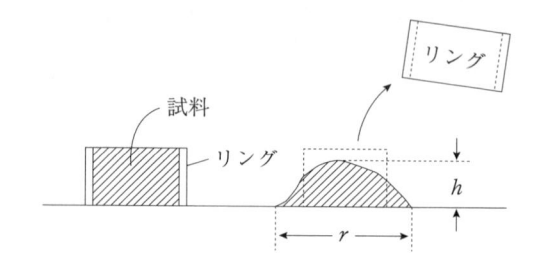

図23　リング法

　現行の特別用途食品制度（消費者庁）におけるえん下困難者用食品では、かたさ、凝集性、および付着性が力学指標として規定されている（表5）。これらの力学指標は試料の2回連続圧縮から求めることができるが、そのベースとなるのが Texture Profile Analysis（TPA）である。

　TPAはゾル状およびゲル状食品のいずれもが測定対象であり、一軸圧縮型の万能試験機が使用される場合が多い。TPAは1960年代に、米国 General Foods 社の研究グループによって開発された食品の力学測定法であり、主にヒトの感覚特性（テクスチャー）との対応に使用される。咀嚼を模擬した2回連続圧縮で試料を変形させ、得られた時間（あるいは距離）―荷重（あるいは応力）曲線から、一次特性値としてかたさ（Hardness）、もろさ（Fracturability あるいは Brittleness）、弾力性（Springiness）、凝集性（Cohesiveness）、および付着性（Adhesiveness）を、二次特性値としてガム性（Gumminess、かたさ×凝集性）および咀嚼性（Chewiness、かたさ×凝集性×弾力性）を求める（図24）。

　TPAにはゼネラルフーズのテクスチュロメーターやインストロン（Instron 社）あるいは TA-XT2（Stable Micro Systems 社）に代表されるユニバーサル試験機（多機能型の力学試験機）が用いられる。テクスチュロメーターはプランジャーが円弧状に上下運動する点で他の試験機（垂直の上下運動）と異なる。TPAは半固体状あるいは固体状食品が本来の測定対象であり、二次特性のうちガム性は半固体状、咀嚼性は固体状食品を対象とした力学特性値である。また、測定における試料の変形率は90%以上であり、プランジャーの表

表5 えん下困難者用食品の許可基準（力学指標のみ抜粋）

規格	許可基準Ⅰ	許可基準Ⅱ	許可基準Ⅲ
硬さ (一定速度で圧縮したときの抵抗) (N/m^2)	$2.5\times10^3 \sim 1\times10^4$	$1\times10^3 \sim 1.5\times10^4$	$3\times10^2 \sim 2\times10^4$
付着性 (J/m^3)	4×10^2 以下	1×10^3 以下	1.5×10^3 以下
凝集性	$0.2\sim0.6$	$0.2\sim0.9$	—
参考	均質なもの （例えば、ゼリー状の食品）	均質なもの （例えば、ゼリー状又はムース状の食品） ただし、許可基準Ⅰを満たすものは除く。	不均質なものも含む （例えば、まとまりのよいおかゆ、やわらかいペースト状又はゼリー寄せ等の食品） ただし、許可基準Ⅰ又はⅡを満たすものは除く。

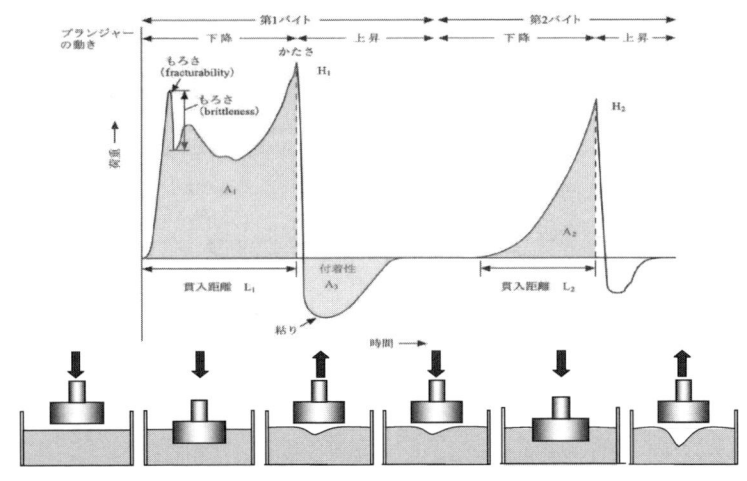

かたさ：第1バイトにおける最大応力（荷重）
もろさ：弾性変形領域における最大応力（荷重）あるいは塑性変形開始までの応力（荷重）減少
凝集性：A$_2$/A$_1$（第1バイトと第2バイトの面積比）　　付着性：A$_3$（負の面積値）
粘り：負の最大応力（荷重）　　弾力性：L$_1$-L$_2$あるいはL$_2$/L$_1$
ガム性：かたさ×凝集性　　咀嚼性：かたさ×凝集性×弾力性

図24　Texture Profile Analysis

面積は試料の表面積と等しいかあるいは大きくなければならないのが原則である。

同一の測定条件でも、試験機の機種によって結果が異なる場合がある点に注意しなければならない[5]。このような現象は付着性や凝集性でみられ、変形速度が速いときに顕著である。

(2) TPAによるとろみ調整食品の力学測定[6]

とろみ調整食品に求められる機能を考えるとき、その力学特性を粘度によって評価することは妥当である。実際、旧特別用途食品制度でも粘度が規定されている。一方で、粘度値が同じであったとしても、付着性や保形性によって、官能的な飲みやすさが異なることが考えられる。粘度のみでゾル状食品の飲み込みやすさを判断することは難しく、複数の手法を用いて力学特性を解析、検証する必要がある。

このような状況のもと、日本介護食品協議会の自主規格委員会は、とろみ調整食品の力学測定法としてTPAの有用性を検討した。自主規格委員会の加盟企業が統一的に実施できるとろみ調整食品の品質管理方法を確立することが本検討の目的である。

市販のとろみ調整食品（第3世代の商品）について、架台速度を10 mm/sとし、実用の添加量（濃度）範囲（＜5%）でTPA測定を行った（図25）。「かたさ」—「凝集性」の二次元プロットについて、「かたさ」は添加量に従って170～1,200 N/m^{2}の範囲で増加したのに対し、「凝集性」は「かたさ」によらず0.7～0.9の範囲にあった。また、「かたさ」の増加によって「凝集性」が低下する傾向がみられた。「かたさ」と「付着性」は正の相関があり、一次回帰式の決定係数R^2は0.98であった。「付着性」—「凝集性」の二次元プロットは「かたさ」—「凝集性」と本質的に同様の結果であった。

検討したとろみ調整食品（第3世代の商品）について、「かたさ」は粘度と正の相関があり、一次回帰式の決定係数R^2は0.99であった（図26）。一方、「かたさ」はリング法と負の相関があり、一次回帰式の決定係数R^2は0.85であった。TPAの「かたさ」は、従来から用いられてきた力学指標と高い相関がある。

TPAの「かたさ」について、三栄源エフ・エフ・アイ社測定値と日本介護

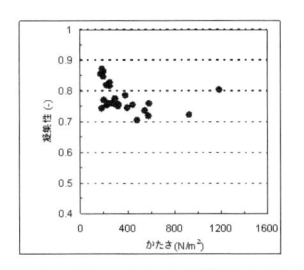

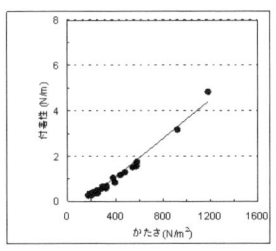

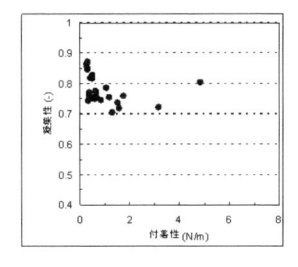

図25　とろみ調整食品のTPA特性

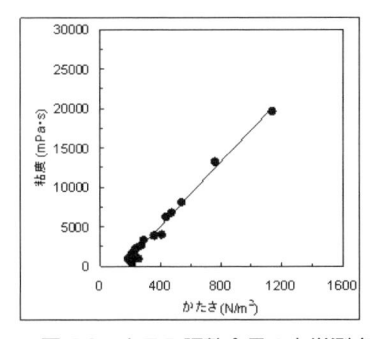

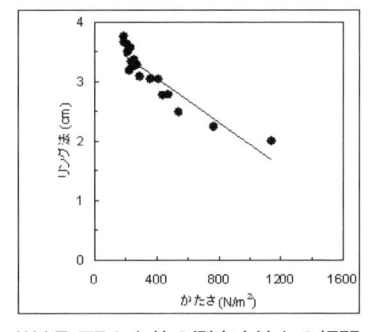

図26　とろみ調整食品の力学測定におけるTPAと他の測定方法との相関

食品協議会　自主規格委員会の加盟企業各社の測定値を一次回帰したところ、傾き 1.07、決定係数 R^2 0.98 であった（図27a）。同様に、TPAの「凝集性」では傾き 0.89、決定係数 R^2 0.81 であった（図27b）。一方、B型回転粘度計による粘度について、粘度 20,000 mPa・s 以上の試料は、原点を通る傾き1の直線（図27c 中の点線）から解離する傾向がみられた。なお、この直線上にプロットされた試料は、三栄源エフ・エフ・アイ社測定値と日本介護食品協議会　自主規格委員会の加盟企業各社測定値が完全に一致することを示す。

　TPAによる「かたさ」および「凝集性」は測定機関によらずほぼ同一の測定値であり、TPAが再現性の高い測定方法であるとともに、とろみ調整食品における力学特性の共通尺度として有用であることを示している。回転粘度計による粘度測定は、試料が均一に流動（層流）し、試料内に一定の速度勾配を生じる必要がある。B型回転粘度計では、高粘度の試料ほど層流を生じにくく、これが測定機関間で測定値が乖離する原因の一つであると考えられる。

　（みかけ）ずり粘度はずり応力をずり速度で除することによって得られる物

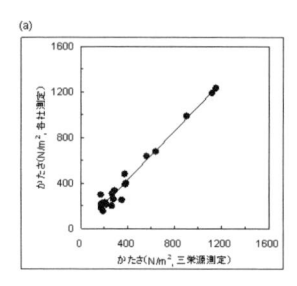

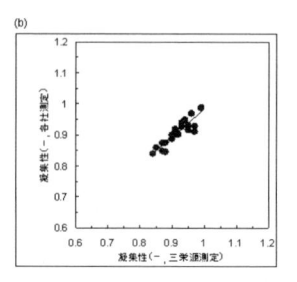

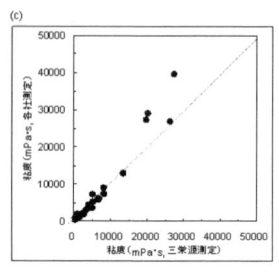

図 27　とろみ調整食品の TPA 測定における分析機関間のクロスチェック

理量である。本検討において、粘度測定の際に使用した容器形状は、いずれも円筒型であるがサイズが同一でなく、測定機関間で完全には統一されていない（例えば、高さ 100 mm―直径 35 mm、高さ 110 mm―直径 60 mm、高さ 120 mm―直径 30 mm、高さ 100 mm―直径 40 mm など）。つまり、ローターの回転数が同じでも異なるずり速度で粘度を評価していることになる。粘度を測定する際は、試料容器の形状やサイズを同一にする必要がある。

❖ 増粘剤各論

キサンタンガム

(1) 概論

　第三世代のとろみ調整食品に最も多く使用されているのがキサンタンガムである。

　キサンタンガムは微生物（*Xanthomonas campestris*）が産生する多糖類であり、食品添加物として既存添加物名簿に収載されている。セルロースと同じ β-1, 4-D-グルカンを主鎖骨格とし、D-マンノース、D-グルクロン酸、D-マンノースからなる側鎖をもつ（図 28）。主鎖に結合したマンノースの 6 位はアセチル化されている場合が多い[7]。また、末端のマンノースはピルビン酸とアセタール結合している場合が多い[7]。キサンタンガム分子のコンフォメーション（立体構造）は常温ではヘリックス状態（さらにはこの会合体）であるが、温度の上昇に従って部分的に融解したヘリックス状態、更にはコイル状態に転移するものと考えられている[8]。

　キサンタンガムは他の増粘多糖類に比べて、耐熱性、耐酸性、耐塩性、耐ヒ

ト消化酵素性、耐冷凍性に優れており、マヨネーズ、ドレッシングの食感や乳化安定性の改良、タレ、ソースなどの食感や分散安定性の改良、冷凍食品の衣の剝離防止や保湿性の改良、レトルト食

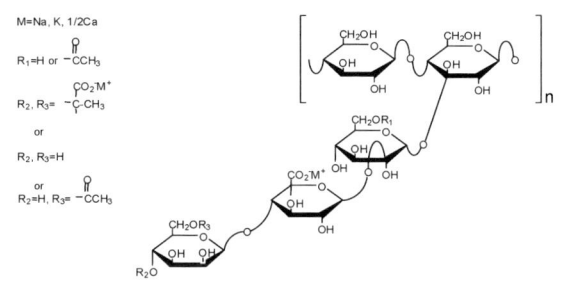

図28 キサンタンガムの一次構造

品の増粘や煮崩れ防止などの目的で利用されている[7]。食品用途に使用されるキサンタンガムにはいくつかのグレードがある（表6）。透明グレード品は一般グレード品に比べて外観が水により近く、味もより少ない。従って、食品の本来の味や外観を損なわない（とろみ調整食品に求められる要件⑥に該当）。

キサンタンガムの安全性はJECFAで確認されており、ADIは特定されていない[9]。

(2) キサンタンガムの水和性

キサンタンガムは常温（20℃）の水に容易に水和・膨潤し、他の増粘多糖類に比べて短時間で粘度を発現する。例えば、キサンタンガムはグァーガムに比べて水和が6～7倍早いことが実験的に示されている[2]。キサンタンガムが示す水和の速さが、粘度発現の速さと経時安定性（とろみ調整食品に求められる要件②および③に該当）に関係する。

水和速度と分散性（だまになりやすい／なりにくい）はシーソーの関係にあり、一方の特性を改良するともう一方の特性は改悪される場合が多い。実際、キサンタンガムはグァーガムに比べてだまになりやすい傾向がある。これを改良するための手段が顆粒化技術である（とろみ調整食品に求められる要件①に該当）。粉体の顆粒化にはいくつか方法があるが、増粘多糖類の顆粒化に最もよく使用されるのが流動層造粒である（図29）。流動層の容器下部は通気性のある多孔質板と金網で構成されている。粉体原料は容器下部から来る温風によって流動する。流動している粉体原料にバインダー液を噴霧し、粉体粒子同士を結着させることで顆粒をつくる。顆粒の製造条件は分散と水和のバランス、顆粒の機械的強度（製造時や輸送時の崩壊耐性）、製造の再現性などに配慮し、最

表6 キサンタンガム製品の特徴

分類及び粉末のサイズ		特徴	製品名
標準	粉塵飛散防止	標準品	サンエース®
		粉塵飛散防止処理	ビストップ® D-3000-DF
		サンエースのNon GMO対応品	(NGM) サンエース®
微粉		微粉品	サンエース® S
		サンエースSのNon GMO対応品	(NGM) サンエース® S
顆粒		高分散性	サンエース® G
		高分散・易溶解性	サンエース® E-S
透明	透明・微粉	透明品	サンエース® C
		透明・微粉品	サンエース® C-S
塩水易溶性		食塩水中での安定した粘度発現	サンエース® B-S
特殊粘性		シュードプラスチック粘性が標準品に比べて弱い	サンエース® NF
		シュードプラスチック粘性が標準品に比べて強い	ビストップ® D-3000-HV
高力価＋酸性域安定		"丈夫で力価が高い"キサンタンガム	サンエース® NXG-S サンエース® NXG-C

「サンエース」および「ビストップ」は三栄源エフ・エフ・アイ株式会社の登録商標。

適に設定されなければならない。

(3) キサンタンガムのレオロジー

　キサンタンガムのレオロジー的性質を動的粘弾性の周波数依存性（いわゆる力学スペクトル）から評価し、グァーガムと比較した（図30）。キサンタンガム水溶液（濃度1w/v％）の貯蔵弾性率（G'）および損失弾性率（G''）はいず

れも周波数に依存して増加するが、測定した周波数範囲（0.1～100 rad/s）で G' の方が G'' より常に大きい。すなわち、キサンタンガムは「弱いゲル型」のレオロジー挙動を示す。一方、グァーガム水溶液（濃度1%）の G' および G'' は、キサンタンガムと同様に周波数に依存して増加するが、ある周波数において G' と G'' の大小関係が逆転する（低周波数領域では $G'<G''$ であるが、高周波数領域では $G'>G''$ となる）。すなわち、グァーガムは「鎖状高分子濃厚溶液型」型のレオロジー挙動を示す。キサンタンガムが示す「弱いゲル」のレオロジー挙動が、付着性（べとつき）が小さく、保形性（まとまり感）が高い食感（とろみ調整食品に求められる要件⑤に該当）に関係する。

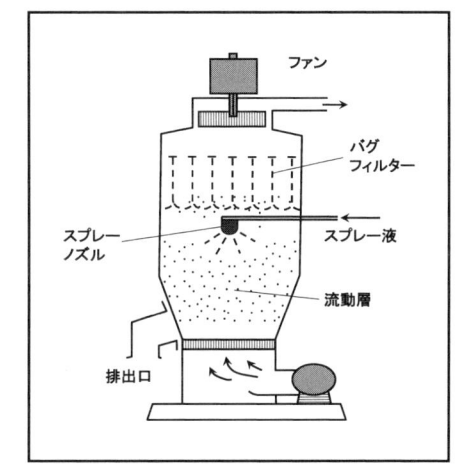

図29　流動層造粒による粉体の顆粒化（模式図）

キサンタンガムのレオロジー挙動は、塩（3%以下）の添加やpHの低下

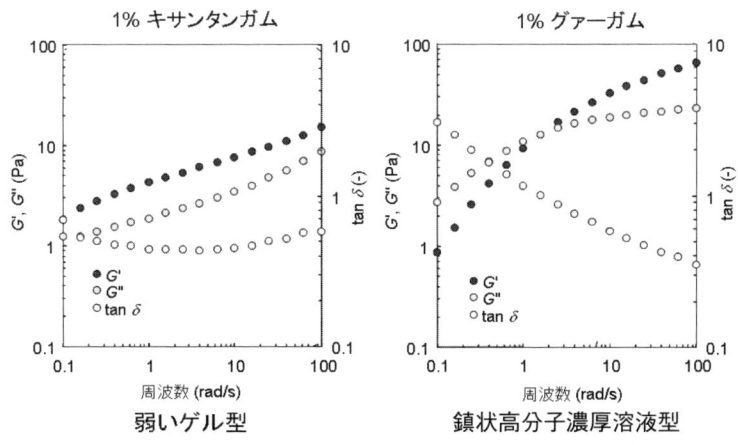

図30　キサンタンガムおよびグァーガムの動的粘弾性の周波数依存性
　　　ガム濃度：1 w/v%、温度：20℃、冶具：円錐―平板型（直径50 mm）、歪み：10%
　　　G'：貯蔵弾性率、G''：損失弾性率、$\tan \delta$：力学的損失正接

(pH3.5以下)、および溶解温度(20℃ および 80℃)によりほとんど変化しない。キサンタンガムが示すこれらの特性が、対象食品によらず安定して粘度を発現すること(とろみ調整食品に求められる要件④に該当)に関係する。

ガラクトマンナン(グァーガム、タラガム、ローカストビーンガム)
(1) 概要

　グァーガム、タラガム、ローカストビーンガム(カロブビーンガム)はいずれもマメ科植物の種子の胚乳部分から得られる多糖類である。これらの多糖類はガラクトマンナンと総称され、共通の分子構造をもっている。すなわち、β-1,4-D-マンナンを主鎖とし、側鎖としてα-D-ガラクトースが1,6結合している(図31)。主鎖のマンノースと側鎖のガラクトースの比率(モル比)がローカストビーンガムは約4:1、タラガムは約3:1、グァーガムは約2:1と考えられている[7]。この他、カシアガム(主鎖のマンノースと側鎖のガラクトースの比率が約5:1)やフェヌグリークガム(主鎖のマンノースと側鎖のガラクトースの比率が約1:1)があるが、食品産業界ではあまり使用されていない。

　ガラクトマンナンは種子の胚乳部分を粉砕して得られる。一般的には種子から外殻を除去し、胚乳を分離、粉砕することで製造される。さらに、水に溶解し、ろ過後、アルコールによって沈殿回収したものもある。アルコール沈殿により製造された(精製タイプの)ガラクトマンナンは、透明性が高く、豆臭が少ないという特徴がある。

(2) 基礎的性質

　グァーガム、タラガム、ローカストビーンガムはいずれも同様の分子構造を有するが、水への溶解性、溶液のレオロジー特性、キサンタンガムやκカラギ

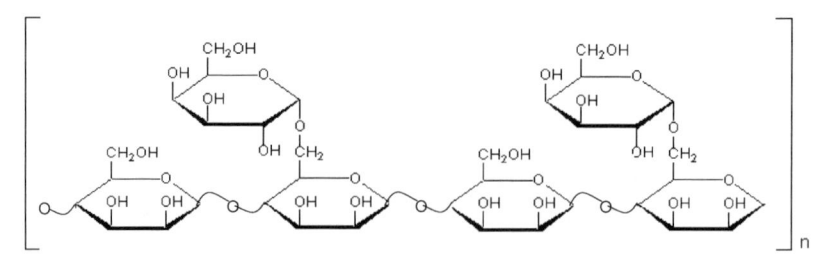

図31　ガラクトマンナンの一次構造(グァーガムの場合)

ナンとの相互作用において異なる特徴を示す。ローカストビーンガムを水に溶解させるには、80℃以上の加熱が必要であるのに対し、グァーガムは冷水に溶解する。ローカストビーンガムには側鎖のガラクトースが少なく、また、その側鎖は偏在しており、側鎖が全く存在しないスムース領域が存在する。このスムース領域はセルロースのように強く水素結合しており、ローカストビーンガムを水和・溶解させるためには加熱が必要である。一方、グァーガムは側鎖が多く、また、その分布が比較的均一であるため、主鎖同士の水素結合が弱く、冷水でも水和する。タラガムはローカストビーンガムとグァーガムの中間の性質といわれており、加熱なしで水に完全溶解させることはできない。

ローカストビーンガムはニュートン粘性を示す代表的なガラクトマンナンである。タラガム、グァーガムと側鎖の数が多くなるに従い、水溶液の粘性はニュートン粘性から弱いシュードプラスティック粘性へと変化する。食品添加物として市販されている製品を用いて同重量濃度で比較した場合、低ずり速度における水溶液の粘度は一般的に、ローストビーンガム＜タラガム＜グァーガムの順に高くなる。また、水溶液の曳糸性も同様に、ローカストビーンガム＜タラガム＜グァーガムの順に大きくなるのが一般的である。

ローカストビーンガムは単独では増粘するだけであり、ゲルを形成しない。しかし、ローカストビーンガムをキサンタンガムと併用するとゲルを形成する（図32）。キサンタンガムはローカストビーンガムと同様、単独では増粘するだけであり、ゲルを形成しない。ローカストビーンガムとキサンタンガムの分子的相互作用によってゲルを形成するものと考えられている。ローカストビーンガムとキサンタンガムの併用ゲルは、非常に弾力に富んだ食感を有する（図33）。また、ローカストビーンガムはκカラギナンの離水抑制および食感的な弾力補強の目的でも使用される。一方、グァーガムをキサンタンガムと併用すると、相加的でなく相乗的に高い粘度を発現する。

キサンタンガムとガラクトマンナンの分子的相互作用はガラクトマンナンの種類によって異なる。これはガラクトマンナンの構造の違いに由来する。ローカストビーンガムでは側鎖が局在しているために、側鎖のない領域（スムース領域）が存在している。一方、グァーガムでは側鎖が比較的均一に分布しており、スムース領域がほとんどない（あるいは非常に短い）。キサンタンガム（β

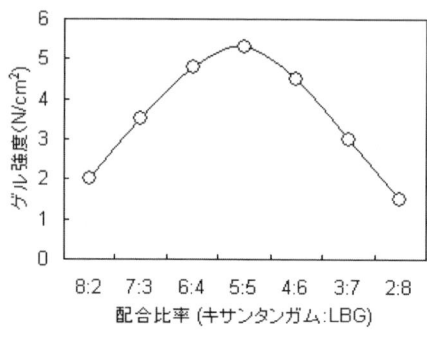

図32 キサンタンガム／ローカストビーンガム併用系のゲル強度
総濃度1％のゲルを調製し、ゲル強度を測定。

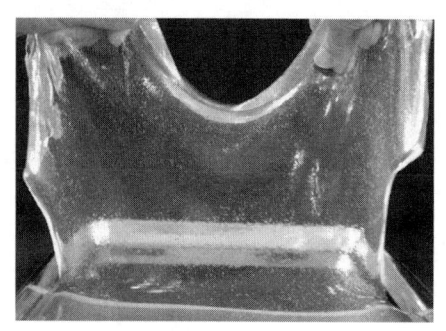

図33 キサンタンガム／ローカストビーンガム併用ゲル
0.5％ キサンタンガム＋0.5％ ローカストビーンガム

-1, 4-D-グルカン）とガラクトマンナン（β-1, 4-D-マンナン）は主鎖の分子構造が類似しており、従って分子的に相互作用するものと考えられている。スムース領域の長いローカストビーンガムの方がスムース領域の短いグァーガムよりもキサンタンガムとの間に強固な分子会合を生じ、ゲルを形成するものと考えられる。

(3) 食品への応用

　精製タイプのローカストビーンガムは透明性が高いことから、てりや艶が重要な因子となるドレッシングやタレなどの粘度付与／コクミ付与に使用される。また、κカラギーナンやキサンタンガムとの併用により、ゲル化剤の一成分として、フルーツゼリーやプリンなど使用されている。この他、タマリンドシードガムやグァーガムなどとの併用により、アイスクリーム類の安定剤として、氷結晶の調整や気泡の安定化目的で使用されている。

　グァーガムは、インスタントスープ（冷水可溶であるため容易に粘度発現する）やタレ類の粘度付与に用いられる。アイスクリーム用の安定剤としても、氷結晶の調整やなめらかさの付与などの目的で使用されている。また、キサンタンガムとの併用で増粘剤として使用される場合も多い。グァーガムは麺類やパンにも使用されており、麺類では食感改良（弾力やこしの付与）、パンでは保水性向上効果（トーストしたとき、表面はカリカリするが、内部はしっとりした食感を維持する）などの目的でも使用されている。

カラギナン

(1) 概略

　カラギナンは紅藻類より得られる多糖類で、ゲル化や増粘などの機能を有することから、デザート類、乳製品をはじめ幅広い食品に応用されている。カラギナンは、主として紅藻類のスギノリ目のススカケベニ科、イバラベニ科、ミリン科、スギノリ科の海藻から抽出される直鎖状の多糖類である[10]。カラギナンを含有する紅藻類は古くより食用に供されている。アイルランドの沿岸部の主婦が、アイリッシュモスと呼ばれるスギノリ科の紅藻を天日で干し、粉末化したものを牛乳に入れてミルクプディング様のデザートを作っていたという記録がある。現在、食品産業界で使用されているカラギナンという名称は、このデザート発祥の地アイルランド南部沿岸地方の町名であるカラギーン（Carragheen）に由来している。日本には昭和30年（1955年）頃に欧米より紹介され、食品への使用が始まるとともに、国内生産も行われるようになった。

(2) カラギナンの種類と特性

　カラギナンはD-ガラクトースと3,6-アンヒドロ-D-ガラクトースの繰り返し構造を主鎖にもつ、直鎖状の多糖類である（図34）。硫酸基の結合部位と構成糖の相違よりいくつかのタイプがある。食品産業界で使用されているのは、主としてκ、ι、λタイプのカラギナンである[10]。κカラギナンは一般的にゲル化剤として使用されており、硬くて脆いゲルを形成する。ιカラギナンは、弾力のある柔らかいゲルを形成するが、ゲル化させるためには比較的多くの添加量を必要とする。少量の使用

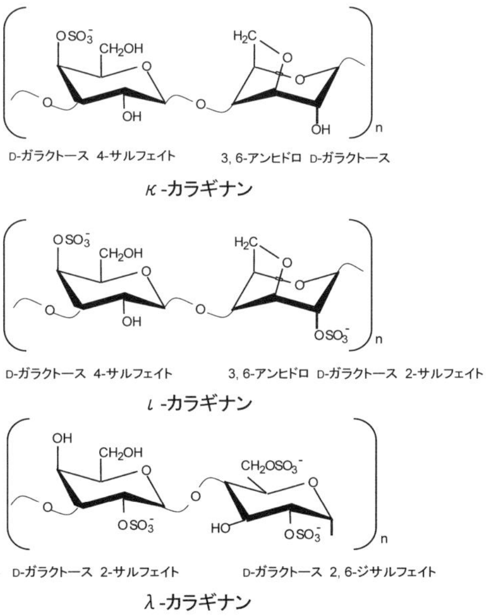

図34　カラギナンの一次構造

量で増粘剤として、あるいはゼリーやプリンの離水防止剤として使用する場合もある。λカラギナンはゲル化能をもたず、増粘剤として使用されることが多い[11]。またλカラギナンは加熱なしでも水に溶解するため、インスタント食品の増粘剤として使用できる。

(3) ゲル化機構

カラギナンのゲル化に対して、塩類の添加は非常に大きな影響を及ぼす。例えば、カリウムイオンはκカラギナンに対し、最も効果的にゲル形成を促進する。ナトリウムはカリウムと同じ1価のカチオンであるが、ゲル強度の上昇にはほとんど効果がない[12]。ただし、カリウムも添加量が過度になると逆にゲル強度が低下する場合がある。塩類の添加量とκカラギナンのゲル強度の関係を図35に示す。

(4) 他成分との相互作用

(4-1) たんぱく質との相互作用

カラギナンは硫酸基を介してたんぱく質と分子的に相互作用する。κカラギナンではたんぱく質との相互作用によりゲル強度が増加する場合がある（図36）。

(4-2) ローカストビーンガムあるいはグルコマンナンとの相互作用

κカラギナンは単独で脆く、離水の比較的多いゲルを形成するが、ローカストビーンガムを併用することにより、食感的な弾力性が強く、離水の少ないゲ

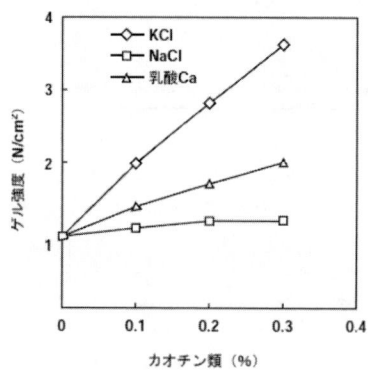

図35　κカラギナンのゲル強度に及ぼす塩類の影響

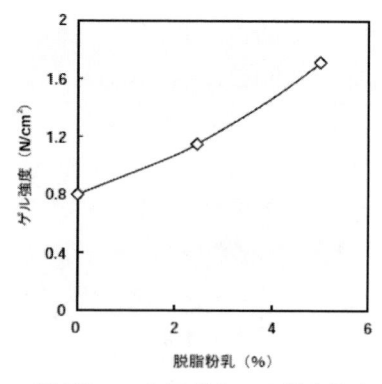

図36　κカラギナンのゲル強度に及ぼす脱脂粉乳の影響

ルを形成する。ローカストビーンガムとκカラギナンの混合比率（重量比）が約6:4のとき、ゲル強度が最も高くなる（図37）。混合比率を変えることにより、硬くて脆いゲルから弾力に富む（変形に対する耐性の強い）ゲルまで、幅広い食感を調製することができる。

κカラギナンとグルコマンナンあるいはこんにゃく由来のマンナンを併用することにより、弾力に富むゲルを形成する。ローカストビーンガムに比べて相互作用が強い。

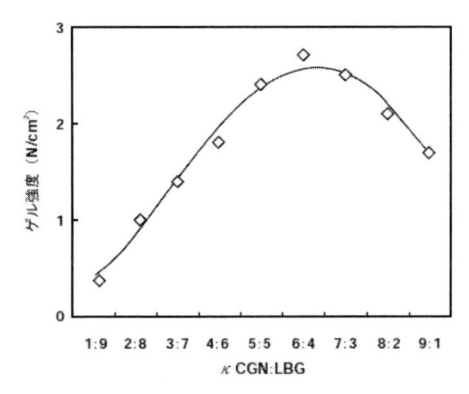

図37 κカラギナン（κCGN）／ローカストビーンガム（LBG）併用系のゲル強度

(5) 食品への応用

カラギナンは、デザートゼリー（水ゼリー）やミルクプリンのゲル化剤、コーヒー飲料の安定剤、畜肉加工品（ハム、ソーセージなど）の結着剤および保水剤、アイスクリームの安定剤、ソースやドレッシングの増粘剤などに使用されている。

コーヒー飲料の安定剤（乳たんぱく質の凝集・分離の防止、リングの発生防止、図38）、畜肉加工品の結着剤、保水剤（図39）およびアイスクリームの安定剤としての利用は、いずれもたんぱく質との相互作用を利用したものである。ミルクプリンでも同様の相互作用が期待できる。ミルクプリンではローカストビーンガムとの併用で食感を多様化できる。

グルコマンナンあるいはこんにゃくマンナンとの併用は、いわゆるこんにゃくゼリー食感（「腰の強い」特有の食感）を有するデザートゼリーに利用されている。

カラギナンの食品への応用を表7にまとめた。

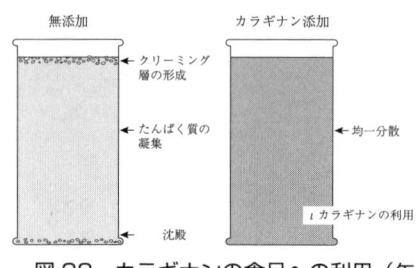

図38　カラギナンの食品への利用（缶コーヒー）

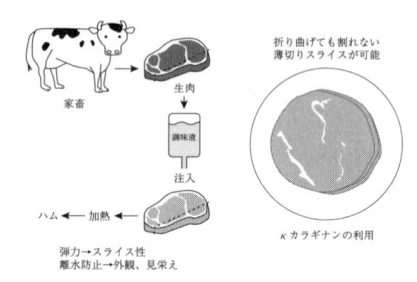

図39　カラギナンの食品への利用（畜肉加工品）

ジェランガム（脱アシル型およびネイティブ型）

(1) 概論

　ジェランガムは *Sphingomonas elodea* が菌体外に産生する多糖類で、食品添加物として既存添加物名簿に収載されている。日本では1988年から食品に使用されており、その後、米国でも食品添加物としての使用が許可された。基礎研究の分野では、日本高分子学会　高分子ゲル研究会内に設立されたジェランガム共同研究グループにより、共通試料を用いた多角的な研究がなされ、その成果が *Food Hydrocolloids* の特集号 Vol. 7, No. 5（1993）、*Carbohydrate Polymers* の特集号 Vol. 36, No. 2, 3（1996）、および *Progress in Colloid and Polymer Science* の特集号 Vol. 114（1999）に報告されている。本項ではジェランガムのゲル化特性と食品への応用について概説する。

(2) 基礎的性質

　ジェランガムは、β-D-グルコース、β-D-グルクロン酸、β-D-グルコース、および α-L-ラムノースからなるモノマーが直鎖状に結合したヘテロポリマーである（図41）。発酵直後のジェランガムは、（1→3）結合した D-グルコースのC2位にグリセリル基が、C6位にアセチル基（置換度約50%）がエステル結合しており、これをネイティブ型ジェランガムという。ネイティブ型ジェランガムからアシル基を除去したものが脱アシル型ジェランガムであり、一般的にジェランガムとは脱アシル型ジェランガムをさす場合が多い。前述の共同研究グループの報告によれば、ジェランガムの数平均分子量は約 5.5×10^4 g/mol（浸透圧法）[13]、重量平均分子量は約 2.4×10^5 g/mol（光散乱法）[14] である。

(3) ジェランガムのゲル化機構

表7　カラギナンの食品への応用

種類	食品例	機能
κカラギナン	フルーツゼリー	ゲル化（テクスチャーの調整）
	ミルクプリン	ゲル化（テクスチャーの調整）、たんぱく質の安定化
	冷凍ゼリー・プリン	ゲル化（テクスチャーの調整）、冷凍耐性
	アイスクリーム	乳しょう分離の防止（たんぱく質の安定化）
	アイスキャンディー	氷結晶のコントロール
	ハム	組織の結着、離水防止、スライス適性向上
	ソーセージ	組織の結着、離水防止、歩留り向上
ιカラギナン	ゼリー・ミルクプリン	離水防止、テクスチャーの調整
	フラワーペースト	デンプンとの相互作用、粘性の改良、保型性向上、離水防止
	ジャム	離水防止、テクスチャーの調整
	ドレッシング・たれ	不溶性固形分の分散、粘度付与
	ココア飲料	ココア末の分散安定、脂肪球の安定化
	缶・PET コーヒー	脂肪球の安定化（クリーミング防止）、沈澱防止
	クリーム・コーヒーフレッシュ	粘度付与、脂肪球の安定化
	グミキャンディー	ゲル化（ゼラチンの代替）
λカラギナン	インスタント飲料	粘度付与、固形分の分散安定
	インスタントスープ	粘度付与、固形分の分散安定
	乳飲料	粘度付与（コク味付与）
	ジャム	離水防止、テクスチャーの調整
	クリーム・コーヒーフレッシュ	粘度付与、脂肪球の安定化

　ジェランガムの水溶液中での分子構造は温度によって変化する。すなわち、高温ではランダムコイル状であるが、温度の低下に伴いダブルヘリックス構造へと転移する。ネイティブ型ジェランガムではグリセリル基がヘリックスの安定化に寄与するため、比較的高温（60-70℃）でゲルを形成する。脱アシル型ジェランガムでは冷却のみではゲルを形成せず、ゲル化にはカチオンの添加が

図41 ジェランガムの一次構造（上段：ネイティブ型、下段：脱アシル型）

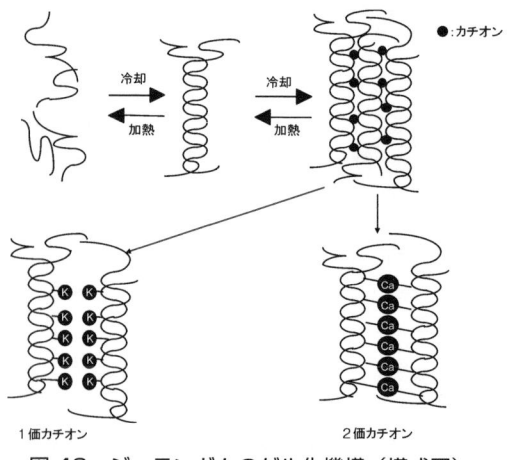

図42 ジェランガムのゲル化機構（模式図）

必要となる。カチオンの添加により、ヘリックス間の静電反発が遮蔽され分子が会合する。特にカルシウムやマグネシウムなどの2価カチオン存在下では、カチオンを介した架橋構造により熱安定性の高いゲルを形成する。脱アシル型ジェランガムのゲル化機構を図42に示す。

(4) 食品への応用[15]

脱アシル型ジェランガムは、食感的には脆いが、フレーバーリリースのよいゲルを形成する。また、2価カチオンの添加により形成されたゲルは100℃まで再加熱しても融解しない。これらの性質を利用して、デザートゼリー、ドリンクゼリー、ジャム状食品などへの応用が検討されている。ジェランガム溶液をカルシウム溶液に滴下すると瞬時にゲルを形成する（図43）。ジェランガム濃度、カルシウム濃度、ジェランガム溶液の滴下速度、カルシウム溶液の攪拌速度などを調節することで、様々な形状のゲルを調製できる。得られたゲルは擬似イクラや擬似サノウとして利用することができる。また、マイクロゲル（流動性のある微細ゲルの集合体のこと。フルイドゲルともよばれる）は、果肉入り飲料やドレッシングにおける水不溶性固形物の分散性改良に効果がある（図44）。この他に、スナック菓子におけるシーズニングやス

パイスのコーティング剤としても使用できる。

一方、ネイティブ型ジェランガムは、弾力が強く、柔らかい食感のゲルを形成する。また、ゲルを冷凍・解凍しても食感の変化が小さく、離水も少ない。これらの性質を利用して、和風デザート（餅風、葛きり風デザートなど）の基剤および惣菜類（瓶詰め佃煮、だし巻きなど）の離水防止剤としての応用が検討されている。また、ネイティブ型ジェランガムの水溶液は、ゲル化濃度以下の低濃度（例えば0.1％）においても弱いゲル型（構造化した液体型）の力学スペクトルを示す。従って、水不溶性固形分の分散性改良に効果があり、ココア飲料やカルシウム強化飲料などに使用できる（図45）。

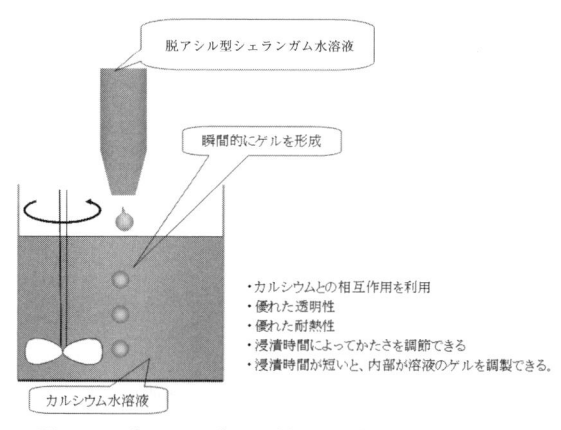

図43　ジェランガムを利用した粒状ゲルの調製

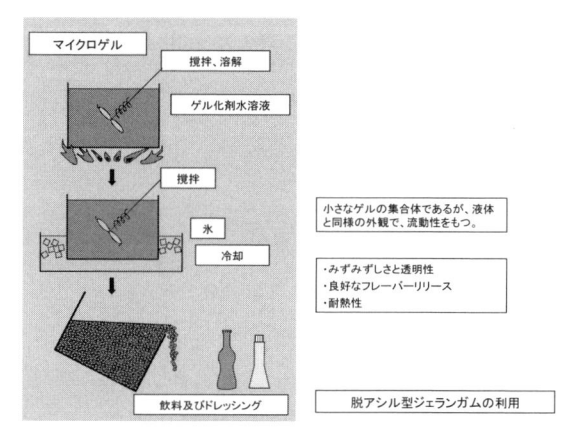

図44　ジェランガムを利用したマイクロゲル（フルイドゲル）の調製

ペクチン

(1) 概論

既存添加物名簿におけるペクチンの定義は、「サトウダイコン、ヒマワリ、アマダイダイ、グレープフルーツ、ライム、レモンまたはリンゴより、熱水ま

ネイティブ型ジェランガムなし　　ネイティブ型ジェランガムあり

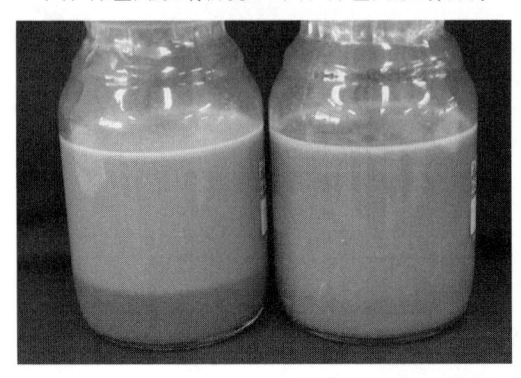

2週間室温で保存後の状態

図45　ネイティブ型ジェランガムの分散効果（ココア飲料）

たは酸性水溶液で抽出して得られたもの、またはこれをアルカリ性水溶液もしくは酵素で分解して得られたもので、メチル化ポリガラクチュロン酸からなる多糖類」である。食品添加物としてのペクチンの製造には、原料として20〜30%（乾物換算）のペクチンを含むレモン、グレープフルーツ、ライム、オレンジ等の柑橘類が最も多く用いられ、次いで10〜15%のリンゴが用いられている。なお、アレルギー物質を含む食品に関する表示制度により、特定原材料に準ずるものとしてオレンジおよびリンゴを原料にしたペクチンがその対象となっている。

酸性水溶液を用いてペクチンを抽出する場合、抽出と平行して糖鎖の加水分解と脱エステル化が進行するため、抽出条件の設定には多くの経験則が必要となる。抽出されたペクチンは通常、高メトキシルペクチンであり、これを脱エステル化処理して低メトキシルペクチンを製造する。抽出液はろ過、濃縮後、アルコール沈殿によってペクチンを回収し、乾燥、粉砕して粉末化する。商業製品としてのペクチンでは力価調整（粘度やゲル強度等の力学特性あるいは酸性乳の安定化効果などを一定にする）のためにショ糖やグルコース等で標準化するのが一般的であり、また、ガラクチュロン酸含量が65%以上（法定の成分規格）である必要がある。

(2) **基礎的性質** [16, 17]

ペクチンはD-ガラクチュロン酸がα-1,4結合したホモガラクツロナンを主鎖骨格とし、主鎖骨格中のガラクチュロン酸は主としてC6およびC3（一部、C2）位が、それぞれ部分的にメチルエステル化およびアセチル化されている。また、主鎖骨格中に存在するL-ラムノースがペクチンのゲル形成に寄与する。これは、ラムノースが主鎖骨格にねじれ（キンク）を与えることで、架

橋領域のサイズが限定され、分子の柔軟性が増すためと考えられている。主鎖骨格中のホモガラクツロナン画分は平滑領域（smooth region）と呼ばれ、最低 72-100 モルのガラクツロン酸残基を有するものと考えられている。主鎖骨格中のラムノース残基には主として D-ガラクトース、L-アラビノース、および D-キシロース等から構成される多種類の側鎖が結合しており、総称して毛状領域（hairy region）という。側鎖として代表的なものは、比較的長鎖のアラビナン、アラビノガラクタン、およびガラクタンであり、L-ラムノース残基の C4 および C3 位に、あるいはガラクチュロン酸残基の C2 および C3 位にグルコシド結合している。主鎖骨格の分岐度はペクチンの種類（起原）によって異なる。ペクチンの一次構造を図 46 に示す。

ペクチンの分子量は起原となる植物種、成熟度、抽出法等によって変化するが、重量平均分子量が 10 万～40 万 g/mol 程度と考えるのが一般的である。分子の剛直性（柔軟性）を示す Mark-Houwink-Sakurada（MHS）指数は 0.7～0.8 程度であり、ペクチンはやや剛直性の高い分子と考えるのが妥当である[注8]。

総ガラクチュロン酸におけるガラクチュロン酸メチルエステルの割合をエステル化度（Degree of Esterification）という。DE が 50% 以上のものが HM ペクチンであり、50% 未満のものが LM ペクチンである。DE 値によってペクチンの水溶解性が異なる。分子量やカウンターイオン種／含量にもよるが、LM ペクチンの方が HM ペクチンよりも溶解性が高いのが一般的である。また、アミド化により脱エステルする場合もある。商業製品としてのペクチンでは、総ガラクチュロン酸におけるガラクチュロン酸アミドの割合（Degree of Amidation）が 25% 以下（法定の成分規格）である必要がある。

主鎖骨格中の平滑領域（ホモガラクツロナン）におけるカルボキシル基の分布について、その連続性（ブロック化度）によりペクチンのゲル化特性が異なる。同一の DE 値でブロック化度が異なるペクチンを比較した場合、ブロック化度の高い方がゲル化温度（ゾル→ゲル転移温度）が高く、ゲルの力学強度が高い傾向がある。

(3) ゲル化機構

ペクチンのゲル化機構は DE 値によって大きく異なる。DE が 50% 以上の HM ペクチンの場合、ゲル化には糖と酸の添加が必須である。すなわち、ペク

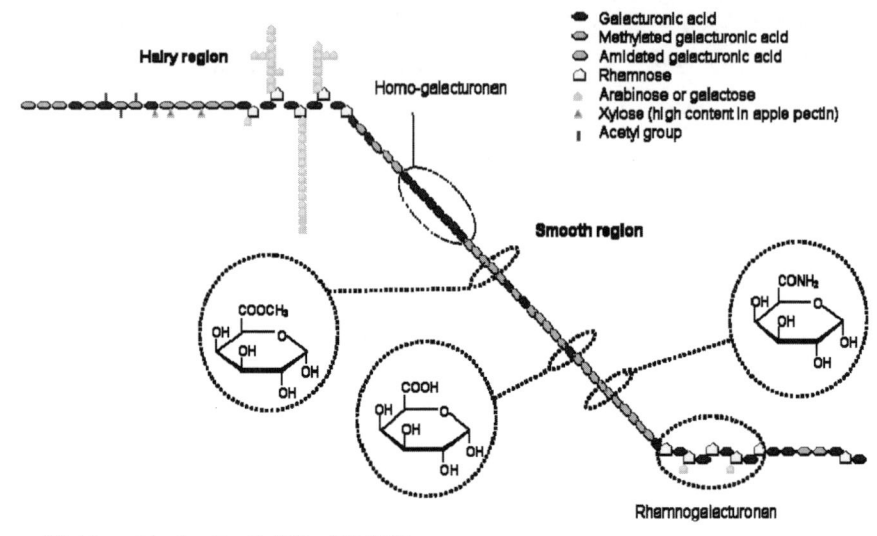

図46 ペクチンの一次構造（模式図）

チン水溶液に砂糖等を添加すると、ペクチンの水和水が減少し、分子の空間的な拡がりが抑制される。さらに酸を添加してpHをpK値（3.5以下）以下にすると、カルボキシル基の解離が抑えられて静電反発が減少し、分子会合が起こりやすくなる。分子会合により架橋領域が形成されて三次元の網目構造が構築され、この網目中に水や溶質（糖や酸成分）が閉じ込められてゲルとなる。HMペクチンのゲル化にはメトキシル基間の疎水的相互作用[18]とカルボキシル基―水酸基間の水素結合[19]が関与し、相補的に架橋領域の形成に寄与していると考えられる。一般的に、糖含量が高いほど、またpHが低いほどゲルの力学強度が高く、ゲル化が早い（ゲル化開始までの時間が短い≒ゲル化温度が高い）。また、同一のpHおよび糖含量で比較した場合、DE値が高いほどゲルの力学強度が高く、ゲル化が早い。HMペクチンのゲルは熱不可逆的性質が強く、これはメトキシル基間の疎水的相互作用によるものと考えられる。

一方、DEが50%未満のLMペクチンの場合、ゲル化には2価カチオンの添加が必須であり、食品の場合はカルシウム塩が用いられる場合が多い。配位結合を介し、カルシウムがペクチンの主鎖骨格中の平滑領域（ホモガラクツロナン）に取り込まれることで架橋領域が形成され、三次元の網目構造が構築され

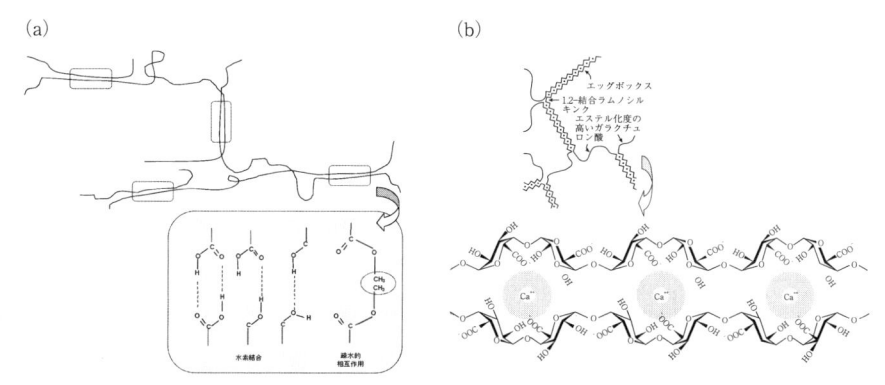

図47　ペクチンのゲル化機構（模式図）—HMペクチン（a）とLMペクチン（b）の違い

ると考えられている[20]。いわゆる「エッグボックスモデル」とよばれるものであるが、この妥当性についてはいまだに議論がなされている。LMペクチンのゲルは基本的に熱可逆性であり温度上昇によってゲル→ゾル転移するが、カルボキシル基の解離度が低い条件下で形成されるゲルでは熱不可逆的な性質が強くなる。カルシウム存在下では、pHの調整や糖の添加によってカルシウムとの結合に関与しうる遊離のカルボキシル基数を調節し、ゲル化挙動を制御することができる。過剰のカルシウムおよび糖の添加は、ゲル化を必要以上に早めることで均一なゲル形成を妨げ、結果としてゲルの力学強度を低下させる。また、HMペクチンとは異なり、DE値が低いほどゲルの力学強度が高く、ゲル化が早い。

ペクチンのゲル形成機構を模式的に図47に示す。また、ゲル形成に影響を及ぼす因子を表8にまとめた。

(4) 食品への応用

ペクチンの生産量は全世界で約28,000トンであり、素材のもつ健康イメージからその消費量は年々増加している。日本はペクチンの最大消費国の一つであり、全生産量の約10％（2700トン）が輸入されている。ペクチンの機能は、主としてゲル化（主にHM, LMペクチン）、増粘（主にHMペクチン）、安定化（主にHMペクチン）に大別でき、食品産業上重要な機能はゲル化と安定化である。

表8 ペクチンのゲル化に影響を及ぼす因子

因子		ペクチンの種類	因子の変動	ゲルの力学強度	ゲル化温度[※1]	ゲル化速度
外部因子	糖（固形分）含量	HM	高くする	高くなる	高温側へ移行する	早くなる
		LM		やや高くなる[※2]	やや高温側へ移行する	やや早くなる
	pH	HM	低くする	高くなる	高温側へ移行する	早くなる
		LM		やや高くなる	やや高温側に移行する	やや早くなる
	カルシウム濃度	HM	高くする	ほとんど変化しない	ほとんど変化しない	ほとんど変化しない
		LM		高くなる[※3]	高温側へ移行する	早くなる
内部因子	分子量	HM, LM	高くする	高くなる	高温側へ移行する	早くなる
	エステル化度（DE）	HM	高くする	高くなる	高温側へ移行する	早くなる
		LM[※4]		低くなる	低温側へ移行する	遅くなる
	ブロック化度	HM	高くする	高くなる	高温側へ移行する	早くなる
		LM		高くなる	高温側へ移行する	早くなる
	アミド化度（DA）	LM	高くする	高くなる	高温側へ移行する	早くなる

注）一般的な解釈であり、例外もある。
※1 ゾル→ゲル転移温度
※2 過剰の糖添加はゲルの力学強度を低下させる。
※3 過剰のカルシウム添加はゲルの力学強度を低下させる。
※4 （適量の）カルシウムが存在する場合

(4-1) 酸性乳飲料（HMペクチン／安定剤）

酸性乳飲料（ドリンクヨーグルトや殺菌乳酸菌飲料等）の安定剤としてのペクチンの利用は1980年代に遡り、現在、ペクチンの国内消費量の約60％がこの

用途で使用されている。乳たんぱく質の主成分であるカゼインは、pH 4.0 程度の酸性領域でミセル間凝集を起こし、沈殿する。ペクチンを乳原料に添加して酸性化すると、ペクチン（特に、ホモガラクツロナンのブロック領域）とカゼインが静電的に相互作用し、カゼインミセルにペクチンが吸着する。連続相に張り出したペクチンの静電反発あるいは／または立体障害によってミセル間の合一、凝集が抑制され、安定化すると考えられている[21]。ペクチンによる酸性乳の安定化機構を模式的に図48に示す。

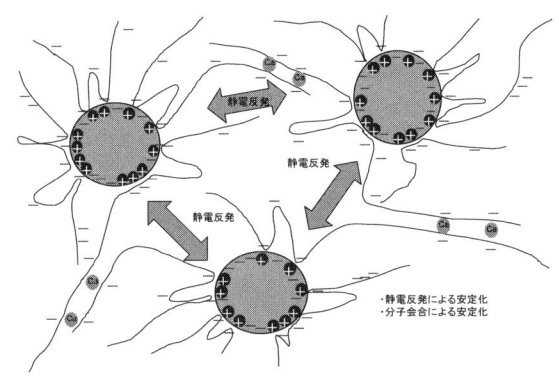

図48　HMペクチンによる酸性乳の安定化機構（模式図）

(4-2) ジャム類（HM・LMペクチン／ゲル化剤）

　糖度が65％以上の高糖度ジャム（ジャム工業組合の規格による。以下同様）にはHMペクチンが用いられる。糖度が55％以上かつ65％未満の中糖度ジャムには、HMペクチンとLMペクチンの中間型のペクチンが用いられる。このペクチンのDE値は45-55で、カルシウム応答性を有する。糖度が40％以上かつ55％未満の低糖度ジャムにはLMペクチンが用いられる。

(4-3) 果汁飲料（HMペクチン／安定剤）

　果肉の分散安定性や口当りの改良（ボディ感の付与）等の目的でHMペクチンが用いられる。

(4-4) ミルクデザート（LMペクチン／ゲル化剤）

　果肉ソースに牛乳を加え、加熱調理なしで弱いゲルを形成させるタイプのデザートベースには、カルシウム応答性の緩やかなLMペクチンが用いられる。

(4-5) フルーツプレパレーション（LMペクチン／増粘・ゲル化剤）

　発酵乳に添加するフルーツソース（スイススタイル用）には、発酵乳の粘度低下防止および果肉の分散安定の目的でLMペクチンが用いられる。

水溶性大豆多糖類

(1) 概論

　水溶性大豆多糖類（以後、大豆多糖類という）は、脱脂大豆から分離大豆たんぱくを製造する際に得られるおからを原料とし、弱酸性領域で熱水抽出後、精製、殺菌、乾燥の工程を経て製造される。大豆多糖類は、酸性乳飲料の安定化や麺や米飯等における付着防止効果などにより、加工食品における使用が増えている。

　大豆多糖類は、食品であって添加物として使用される一般飲食物添加物に、「ダイズ多糖類」として収載されている。大豆多糖類は、繊維強化他の目的で食品素材として取り扱うことができると同時に、食品の品質改良目的で食品添加物として利用することもできる。

(2) 基礎的性質

　大豆多糖類は、D-ガラクトース、L-アラビノース、D-ガラクチュロン酸を主たる構成糖とし、さらにL-ラムノース、D-フコース、D-キシロースおよびD-グルコースを含む水溶性の多糖類である。大豆多糖類の平均分子量はゲルろ過クロマトグラフィーの結果から数十万 g/mol と推定されているが、分子量の異なる3つの画分（550,000、25,000、5,000 g/mol）からなっている。大豆多糖類の分子構造は、ラムノガラクツロナンおよびホモガラクツロナンからなる主鎖骨格に、ガラクトースおよびアラビノースからなる中性の糖鎖が側鎖として結合していると推定されている [22,23]（図49）。大豆多糖類は水に溶けやすく、得られた水溶液はニュートン粘性を示す。水溶液の粘度はペクチンなどの他の多糖類と比較して低く、10% 水溶液で 100 mPa・s 以下である（図50）。また、その水溶液は、耐熱、耐酸、耐塩性がある [24]。

(3) 食品への応用

(3-1) 酸乳安定剤としての特徴

　大豆多糖類は、食品の品質改良剤として有益である。品質改良剤としての最大の用途は、酸性乳飲料や酸性乳デザートなど、酸性領域におけるたんぱく質の安定剤である。牛乳にレモン果汁（酸）を添加すると、たんぱく質同士が凝集し、沈澱する。このような現象を防ぐため、酸性乳飲料では従来から安定剤

としてHMペクチン、カルボキシルメチルセルロースナトリウム（以下CMCナトリウムという）などが使用されている。これらの多糖類を使用すると飲料の粘度が高くなり、濃厚感はあるが重い食感の飲料になるのが一般的である。

大豆多糖類にも酸性域におけるたんぱく質の安定化効果があり、しかも大豆多糖類を使用すると、HMペクチンやCMCナトリウムに比べて、①飲料の粘度が低く、あっさりとした軽い食感になる、②低pH領域（特にpH 4.0以下）での安定性に優れる（図51）、③カルシウムを強化した場合でも安定性に影響がない、④フレーバーリリースが良いなどの特徴がある。これらの特徴を活かし、PETボトル飲料を中心に、多くの酸性乳飲料で大豆多糖類が利用されている。

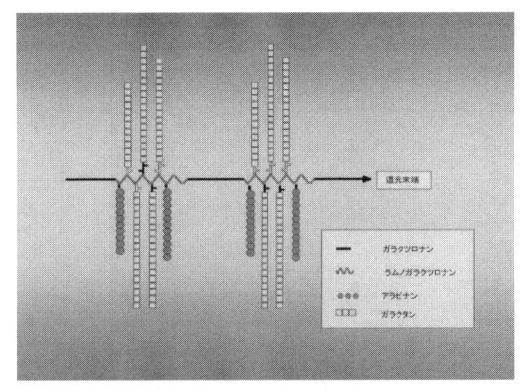

図49 大豆多糖類の一次構造（模式図）

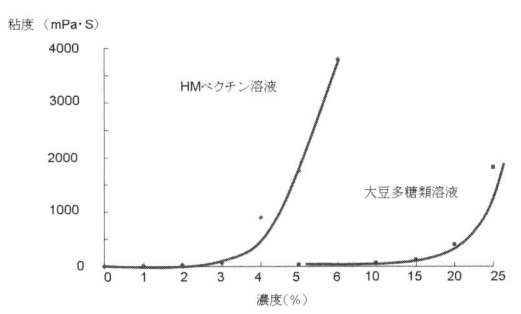

図50 大豆多糖類溶液の粘度（HMペクチンとの比較）

無脂乳固形分が3％の酸性乳飲料において、pH 4.0では、大豆多糖類、HMペクチン、CMCナトリウムのいずれの安定剤を使用しても乳たんぱく質の安定性は良好である（図51左）。一方、同じ系でpH 3.6にした場合、HMペクチンおよびCMCナトリウムでは凝集や沈澱が生じるのに対し、大豆多糖類では沈澱が認められず、良好な安定性を示す（図51右）。

大豆多糖類とHMペクチンはいずれも酸性領域におけるたんぱく質の安定剤として利用することができるが、その作用機序は大きく異なる。両者は、たんぱく質の安定化に関与するガラクチュロン酸を構成糖としてもつという共通

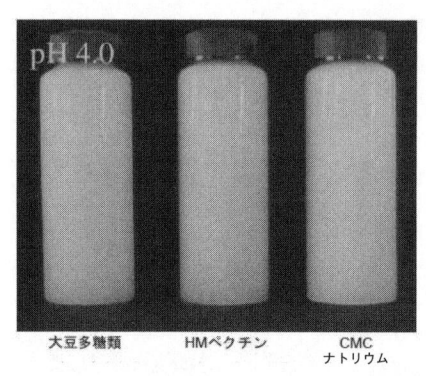

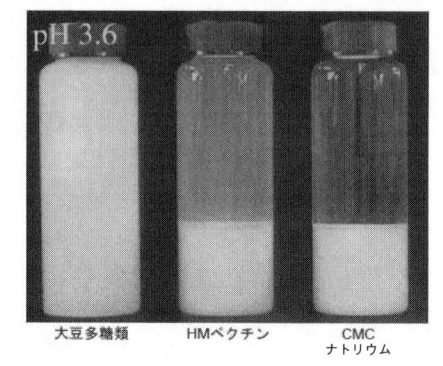

図 51　酸性乳飲料の安定性（無脂乳固形分 3%）
pH 4.0 では、大豆多糖類、HM ペクチン、CMC ナトリウムのいずれの安定剤も乳たんぱく質の安定性は良好である（左）。pH 3.6 では HM ペクチンおよび CMC ナトリウムでは凝集、沈澱が生じるのに対し、大豆多糖類では沈澱が認められず、良好な安定性を示す（右）。

点はあるが、分子内の電荷の分布や主鎖に結合する側鎖の鎖長など、分子構造には大きな違いがあり、これがたんぱく質安定化の作用機序が異なる原因となっている[25]。HM ペクチンは、ほぼ直鎖状の主鎖構造に中性糖からなる比較的短い鎖長の側鎖が結合している。主鎖にはマイナス電荷が局在したブロック領域があり、これがたんぱく質粒子のプラス電荷に吸着することで複合体を形成する。たんぱく質と電気的に相互作用していない HM ペクチン同士の分子間の静電的反発により、たんぱく質の凝集が抑制されるものと考えられている。同時に、たんぱく質と電気的に相互作用していない HM ペクチン間で分子の絡み合いが起こり、ネットワーク構造を形成することでたんぱく質の沈澱を防いでいると考えられている。HM ペクチンの添加により酸性乳飲料の粘度が上昇する原因は、分子の絡み合いによるものと考えられる。

一方、大豆多糖類では、主鎖がたんぱく質粒子のプラス電荷部分に吸着し、中性糖からなる比較的長い鎖長の側鎖が水和相を形成していると考えられている。この水和相による反発効果および側鎖によるクッション効果によりたんぱく質の凝集や沈澱が抑制されるものと考えられている（図 52）。大豆多糖類が HM ペクチンに比べ低 pH 域においても安定性の向上効果が高い理由としては、以下の仮説が考えられる。HM ペクチンの場合、pH が低下すると $COO^- + H^+ \rightarrow COOH$ の変化により、HM ペクチン分子間の静電的反発力が低下す

る。これによりたんぱく質同士が近づき、不安定になり凝集や沈澱を生じる。これに対し、大豆多糖類では中性糖による水和相によってたんぱく質の凝集や合一を物理的に阻害しているため、低pHでも良好にたんぱく質を安定化できる。

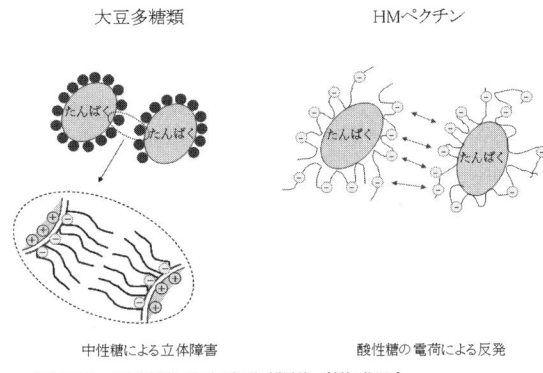

図52　酸性乳の安定化機構（模式図）

(3-2) デンプン性食品の品質改良

　大豆多糖類は米飯や麺類などのデンプン性食品の品質改良にも有効である。米飯に使用した場合、デンプンの老化による食感の劣化防止や米飯同士の結着ならびに米飯の容器への付着防止効果がある。そばやうどんなどの麺類では、茹で上げ後、時間とともに麺同士が結着し、固まり状になることを防止する目的で使用できる。また、スポンジケーキの食感をソフトにする効果や、フィリングやコーンスープなどに滑らかな口当たりを付与するなどの効果もある。さらに大豆多糖類は乳化力や気泡安定性にも優れ、ドレッシング等の乳化安定性の改良、メレンゲやシフォンケーキのキメの改善や気泡安定性の改良にも有効である。

　大豆多糖類の食品への応用をを表9にまとめた。

(3-3) その他

　大豆多糖類の生理機能についても研究が進められており、ラットを用いた動物実験において、約92％が腸内細菌によって資化され、有機酸に変化し、腸内のpHを低下させること、腸内滞留時間を短縮するなどの整腸作用が確認されている[26]。また、肝臓中のコレステロール低下効果も確認されている。さらに、動物実験によりカルシウムの吸収促進作用や大腿骨のカルシウム濃度低下防止効果が確認されており[27,28]、ミネラル吸収促進および骨粗しょう症の改善効果が示唆されている。

表9 大豆多糖類の食品への応用

機能	食品例
酸性下でのたん白安定化	酸性乳飲料、酸性デザート、酸性冷菓、酸性クリーム
米飯・麺類のほぐれ改良、品質保持（老化防止）	各種米飯類、即席麺、調理麺、LL麺、冷凍麺、米飯・麺類の調味料、ソース
デンプン性食品の食感改良	カレー・ホワイトソース、パン、スポンジケーキ、ワッフル、ドーナツ、餅、中華饅頭
無機成分の分散	Ca強化食品
整腸作用・難消化性	食物繊維含有製品
乳化・乳化安定化	ドレッシング、ソース類、ホワイトナー
接着性・フィルム形成性	コーティング、可食フィルム
気泡安定化	メレンゲ菓子
たんぱく質のゲル化抑制	畜肉・すり身製品の食感調整

アラビアガム

(1) 概略

アラビアガムはマメ科アラビアゴムノキ（*Acacia senegal* Willdenow）又はその同属植物の樹皮から浸出した樹液を乾燥させたものであり、別名アカシアガムともいう。樹皮を剥ぎ取り（タッピング）、浸出してくるガムを採取する。性状は通常、無色又は淡黄色～褐色の球状塊である。アカシア属には多くの種類があるが、商品として販売されているアラビアガムはセネガル種（*Acacia senegal*）とセイヤル種（*Acacia seyal*）由来である。セネガル種はセイヤル種に比べて乳化力が高い。主にアフリカ大陸のスーダン、チャド、ナイジェリア、セネガル、マリ、ケニヤなどで生産されており、中でもスーダンが最大の生産国である。AIPG（ASSOCIATION FOR INTERNATIONAL PROMOTION OF GUMS）の報告によると、2001年のアラビアガムの総生産量は年間約50,000トンであり、このうち約2,000トンが日本に輸入されている。

(2) 基本的性質

アラビアガムはアラビノガラクタン（AG）画分、アラビノガラクタン―たんぱく質（AGP）画分、糖たんぱく質（GP）画分の混合物である。アラビノガラクタン画分の分子構造を模式的に図53に示す。各画分の存在比は品種や産地によって一様ではないが、AG画分約90%、AGP画分約10%、GP画分

```
─── アラビノガラクタン (AG)           75〜94%
    アラビノガラクタン—タンパク質 (AGP)  5〜20%
    糖タンパク質 (GP)                1〜5%
    合計                          100%
```

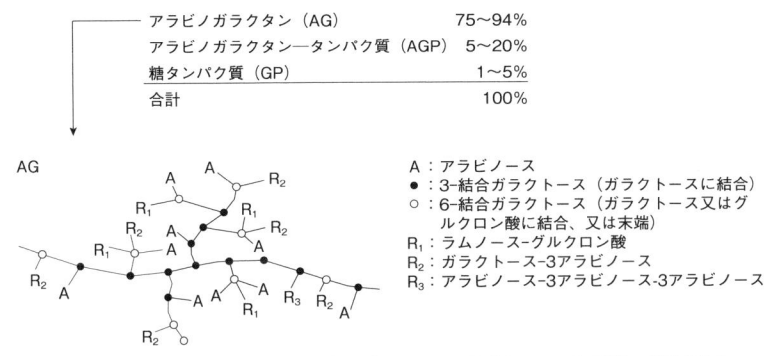

AG

A：アラビノース
●：3-結合ガラクトース（ガラクトースに結合）
○：6-結合ガラクトース（ガラクトース又はグルクロン酸に結合、又は末端）
R_1：ラムノース-グルクロン酸
R_2：ガラクトース-3アラビノース
R_3：アラビノース-3アラビノース-3アラビノース

図53　アラビアガム（アラビノガラクタン画分）の一次構造（模式図）

約1%が一般的な値である。β-D-ガラクトピラノースの（1→3）結合に、β-D-ガラクトース、L-アラビノース、L-ラムノース、D-グルクロン酸などから構成される糖鎖が結合した複雑な分岐構造が推定されている[29]。

アラビアガムの水溶液は他の水溶性多糖類と比較して粘度が低く（図54）、50%（w/w）程度の高濃度まで溶解が可能である。

アラビアガムの乳化性にはAGP画分が関与している。AGP画分はポリペプチド鎖をリンカーとしてAG画分が重合した分子画分である。AGP画分のうち、疎水性の強いたんぱく質成分（ポリペプチド鎖）は油に、親水性の強い糖鎖（AG画分）は水と親和性が高い。従って、AGP画分は両親媒性をもち、水油界面に吸着することで界面を活性化することができる。アラビアガムの乳化機構はWattle Blossom model（「アカシアの花モデル」）で説明される場合が多い（図55）。AGP含量が高いアラビアガムは乳化力が高く、AGP含量が低いアラビアガムは乳化力が低いことが経験的に分かっている。

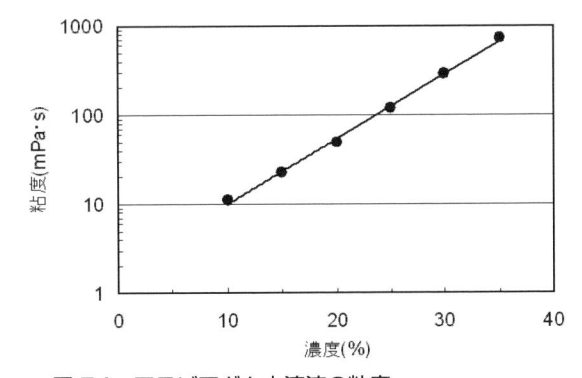

図54　アラビアガム水溶液の粘度
B型回転粘度計、回転数60 rpm、温度20℃で測定。

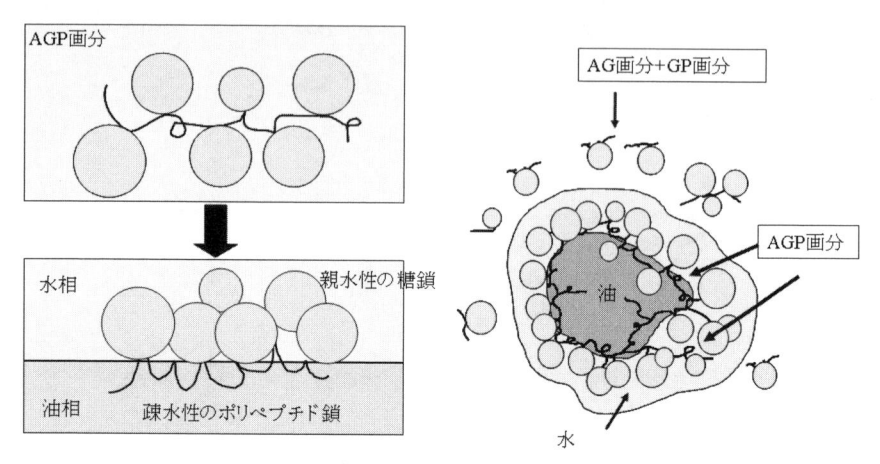

図55 アラビアガムの乳化機構（Wattle Blossom model）

(3) 食品への応用

アラビアガムは結着剤、被膜剤としてチューインガムをはじめとする製菓のコーティングに使用されている。また、医薬品においても錠剤のコーティングに使用されている。

食品分野において最も主要な用途は乳化剤としての利用である。香料オイルを乳化した乳化香料やβ-カロチンなどの油性色素を乳化した乳化色素に使用されており、これらを使用した食品においても高い乳化安定性を示す。

アラビアガムの食品への応用を表10にまとめた。

アラビアガムは人の消化酵素によって加水分解されないことから水溶性の食物繊維としての働きがあるといわれている。アラビアガムの生理機能について、便性の改善[30,31]、血中コレステロールの低下作用[32]、発がん性物質の吸収阻害[33]などの効果が報告されている。また、動物を用いた研究からアラビアガムが特定の腸内細菌によって醗酵され、発がん抑制などさまざまな生理効果を有するプロピオン酸、酢酸、吉草酸、酪酸などの短鎖脂肪酸が産生されることが明らかになった[34]。

表10 アラビアガムの食品への応用

食品例	機能
アイスクリーム	乳化性・氷結防止
飲料	乳化性
製菓	フィルム形成能・砂糖結晶化防止・結着性
ガム・グレーズ	砂糖結晶化防止・結着性
乳化香料	乳化性
粉末香料	乳化性・カプセル化能

デンプン（加工デンプン）

(1) 概論

　デンプンは陸上植物の組織に普遍的かつ豊富に存在する多糖類であり、コメ、パン、麺などの主成分としてだけでなく、加工食品の増粘剤、ゲル化剤、安定剤としても利用されている最も重要な食品多糖類の一つである。一般にデンプンは、強い攪拌条件下や低pH領域で糊化させると粘度が大幅に低下する、冷却・貯蔵により糊液の透明性や保水性が低下し食感がかたくなる（いわゆる老化）などの性質があり、実用上の課題となっている。食品加工において、デンプンの糊化および老化に伴う力学特性や食感の変化を制御することはコストダウンや製品品質の安定化につながるため、食品産業上有益である。これらの変化を制御する方法として、デンプンを物理的あるいは化学的な方法で改変する方法やデンプン以外の食品多糖類を添加する方法が知られている。いずれも老化抑制、保水性改良、冷凍耐性付与、および食感改良などの効果があり、食品産業界で広く使用されている。

(2) デンプンの構造

　デンプンはアミロースとアミロペクチンの二つの構成成分からなる。アミロースはグルコースが α (1→4) 結合した直鎖状の高分子であり、分子量は 10^6 g/mol（重合度 10^3-10^4）以下といわれている[35]。一方、アミロペクチンは、アミロースと同じ α (1→4) グルカン主鎖に、短鎖の α (1→4) グルカンが (1→6) 結合した分岐状の高分子であり、分子量は 10^7 g/mol（重合度 10^4-10^5）以下といわれている[36]。デンプン中のアミロース含量は 18-25% 程度[37]であり、残りがアミロペクチンである。アミロペクチンの分岐状態は一様では

なく、異なる外部鎖長の混合物である。最近では、分子量が 10^7 g/mol 程度で、極めてアミロースに近い分子構造をもつ Super long chain の存在も確認されている[38]。

デンプンはアミロペクチンを中心殻とする高分子球晶であり、その粒子径は 1-200 μm 程度である[39]。種類と成長段階により粒子径は異なるが、一般的に植物の種実などに存在する地上系デンプン（小麦、とうもろこし、タピオカ、米など）よりも植物の根や地下茎などに存在する地下系デンプン（ジャガイモ、さつまいもなど）の方が粒子径は大きい[40]。また、同種のデンプンでは、アミロース含量の高いものほど粒子径が大きく、アミロースはデンプン粒の周辺部に多く存在するのではないかと考えられている[41]。

デンプン粒子は偏光顕微鏡下で複屈折性（偏光十字）を示し、粒子の中心部（ハイラム）から周辺部への放射構造がみられる[39]。また、電子顕微鏡下では、粗密構造の繰り返しによる層状構造がみられる。デンプン粒子の構造については種々のモデルが提唱されているが、いまだに不明な点が多い。

(3) デンプンの膨潤・老化挙動

デンプンはアミロペクチンの擬結晶構造を有し、水に溶解しない。しかし、デンプンの水分散液を加熱すると、膨潤して粘稠な糊液となる。この現象を糊化（gelatinization）という。デンプンの糊化時には、まず非結晶領域に存在するアミロースがガラス転移を起こし[39),42)]、デンプン粒外に溶出する。次いで、水素結合の切断によりアミロペクチンの結晶領域が融解し、部分的に融解した結晶領域に水分子が取り込まれる。デンプンの糊化は非平衡の変化であるため、昇温速度によって糊化挙動が異なる。

デンプン糊液は時間の経過とともに、元の秩序構造を回復し、濃度によってはゲルを形成する。この現象を老化（retrogradation）という。老化は、短期間老化（数時間のタイムスケール）と長期間老化（24時間以上のタイムスケール）に分けることができる。短期間老化には糊化によりデンプン粒外に溶出したアミロースのゲル化[43]が、長期間老化にはアミロペクチンの再結晶化[44]が関与している。アミロースのゲル化によって生じた秩序構造は、再昇温（< 100℃）によっても融解しない。これに対し、アミロペクチンの結晶化によって生じた秩序構造は、再昇温によって融解し、降温してもすぐには再形成され

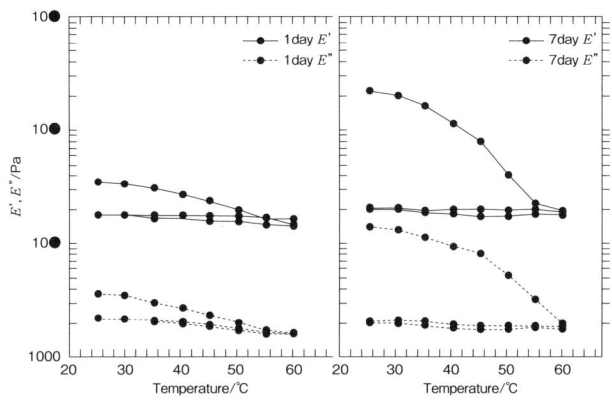

図56　とうもろこしデンプンゲルの貯蔵弾性率および損失弾性率の温度依存性
左：5℃、1日間保存後；右：5℃、7日間保存後
デンプン濃度：20 w/w%
貯蔵弾性率：E'（実線）；損失弾性率：E''（破線）
測定周波数：3 Hz（18.8 rad/s）
測定歪：0.33%

ない。とうもろこしデンプンゲルにおいて、縦振動により求められる動的粘弾性の温度依存性を図56に示す[45]。デンプンゲルの貯蔵弾性率 E' は保存（保存温度5℃）によって増加する。デンプンゲルの E' は、25℃→60℃ の昇温により低下し、60℃→25℃ の降温で若干上昇するが、最初の25℃の値には戻らない。また保存7日後のデンプンゲルの方が、保存1日後のデンプンゲルに比べて、最初の25℃の値からの乖離が大きい。この結果はデンプンの老化が緩慢に進行することを示しており、アミロペクチンの結晶化が関与しているものと考えられる。

デンプンゲルはアミロースからなる連続相中に、アミロペクチンからなるデンプン粒が充填された複合ゲル[46,47]と考えられており、アミロペクチンの再結晶化によるデンプン粒の硬化が、長期間老化におけるゲルの力学的性質の変化（例えば弾性率の増加）に大きく影響している[46,47]。デンプンの老化は 2-4℃ の温度領域、30-60% の水分含量、pH 4~5 の弱酸性領域で最も速く進行することが知られている[42]。逆に糖類の添加はデンプンの老化を抑制する。この抑制効果はフラクトースやグルコースなどの単糖類よりもスクロースやマルトースなどの二糖類の方が大きい[48,49]。また、モノグリセライドやシュガー

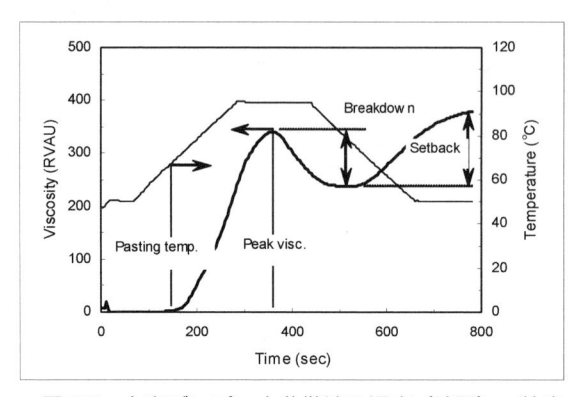

図57 小麦デンプン水分散液の温度（時間）―粘度曲線（RVAにより測定）

粘度（太線）；温度（細線）
デンプン濃度：13％（w/v）
デンプンのアミロース含量：33.6％
測定法：
1) 50℃で1分間保持
2) 50℃から95℃まで昇温（昇温速度：12℃/分）
3) 95℃で2.5分間保持
4) 95℃から50℃まで降温（降温速度：12℃/分）
5) 50℃で2分間保持

エステルなどの界面活性剤も老化を抑制する効果があり[48]、パンの老化防止などの目的で使用されている。

デンプンの糊化・老化挙動の解析に、実用的な観点から最も汎用されている機器はBrabender社のアミログラフおよびNewport Scientific社のRapid Visco Analyzer（RVA）である。これらはいずれも回転粘度計の一種であり、一定の温度プログラムにおける粘度[注9]変化を測定し、得られた温度―粘度曲線から、糊化開始温度、ピーク粘度、ブレークダウン、セットバックなどの特性値を求める。代表的な温度（時間）―粘度曲線（RVAを用いて測定）を図57に示す。ここでブレークダウンとは、デンプン糊液を加熱保持したときの撹拌による急激な粘度低下を指し、デンプン粒の崩壊が原因であると考えられている。つまり、ブレークダウンが小さいデンプンほど、デンプン粒の構造が強く、機械耐性が高いということである。また、セットバックとは、デンプン糊液を冷却したときの急激な粘度増加を指し、アミロースのゲル化による短期間老化が原因であると考えられている。

力学測定以外では示差走査型熱量分析計（Differential Scanning Calorimeter: DSC）による熱測定が、簡便で有益な方法である。DSCは、昇温および降温過程における試料への熱収支（吸熱・発熱反応）を測定するものである。通常、系が秩序構造から無秩序構造へ転移するときには吸熱、無秩序構造から秩序構造に転移するときには発熱反応が起こる。デンプンの糊化に伴う吸熱反応

は、アミロペクチンおよびアミロースの分子内および分子間水素結合の切断によるものであり、昇温 DSC 曲線から糊化開始温度、ピーク温度、終了温度、および糊化エンタルピーなどの特性値を求めることができる。また、老化したデンプンの再糊化も吸熱反応を伴うので、昇温 DSC における吸熱エンタルピー量より老化の度合いを求めることができる。具体的には、密封型の DSC セル

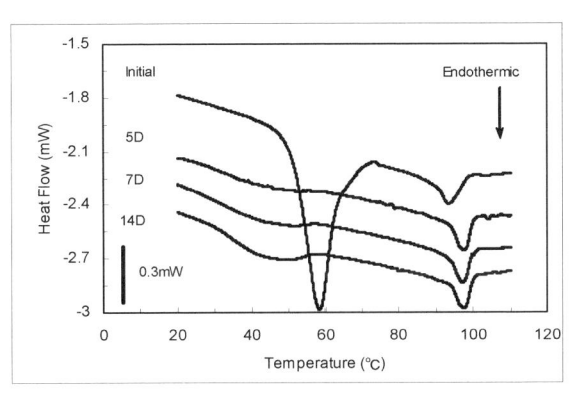

図 58　小麦デンプンの昇温および再昇温 DSC 曲線

デンプン濃度：15%（w/v）
デンプンのアミロース含量：33.6%
測定法：
1) 20℃ から 110℃ まで昇温（昇温速度：0.5℃/分）（図中 Initial と示す）
2) 110℃ から 20℃ まで降温（降温速度：0.5℃/分）（データ未掲載）
3) 4℃ で 5、7、および 14 日間保存
4) 20℃ から 110℃ まで再昇温（昇温速度：0.5℃/分）（図中 5D、7D、14D と示す）

中で糊化させたデンプン試料を一定温度で保存後、再昇温する。保存時間が長くなるに従い、再糊化のピークが大きくなる。この場合、再糊化に伴う吸熱反応と最初の糊化に伴う吸熱反応ではピーク形状が明らかに異なる（再糊化に伴う吸熱ピークの方がブロードな形状になる）。糊化したデンプンは、保存により元の秩序構造を回復せず、従って、老化したデンプンは糊化前のデンプンに比べて構造の規則性が低いものと考えられる。小麦デンプンの昇温および再昇温 DSC 曲線を図 58 に示す。

(4) デンプンの力学特性及び食感の制御・改質

(4-1) 化工・加工デンプンの使用による力学特性および食感の制御・改質

　天然デンプン（つまり、化工および加工[注10]処理をしていないデンプン）は、糊化する際の加熱温度や時間、攪拌速度、pH（特に酸性領域では、加熱による加水分解が起こる）などの影響を受けやすく、均一な粘度の糊液を得にくい。糊液は冷却により不透明なゲルを形成し、ゲル化したデンプンは、長期間保存により離水を伴って更に硬化する。また、冷凍解凍を繰り返すことでも、デン

プンゲルは離水を伴って硬化する[注11]。これらの特徴は、デンプンを加工食品に使用する場合の課題であり、これを解決する方法として種々の化工・加工デンプンが開発・上市されている。

化工処理には大きく分けて安定化（stabilization）処理と架橋（closs-linking）処理がある。安定化処理[注12]は（モノ）エステル化処理と（モノ）エーテル化処理に大別でき、エステル化デンプンには酢酸デンプン、コハク酸デンプン[注13]、リン酸デンプンなどが、エーテル化デンプンにはハイドロキシプロピルデンプンやカルボキシメチルデンプンなどが含まれる。一方、架橋処理にはリン酸架橋デンプンやアジピン酸架橋デンプンが含まれる。安定化処理にはデンプンの糊化開始温度の低下、糊液の透明性および粘度の増加、凍結・解凍耐性の付与などの効果が、架橋処理には耐熱性・耐酸性・耐シェアー性の付与、食感改良（付着性の少ない、ショートな食感になる）などの効果がある。安定化処理と架橋処理を組み合わせた安定化架橋デンプンもある。

物理処理には大きく分けてアルファー化処理と湿熱処理がある。アルファー化処理はデンプン糊液をスプレードライやドラムドライにより乾燥・粉末化する方法であり、得られた粉末は低温の水中で、容易に（加熱なしで）粘稠な糊液となる。水に添加したときの分散性を改善（ダマをできにくくする）するために、粉末を顆粒化することもある。一方、湿熱処理は、デンプンを水の共存下で加熱処理する方法（ただし、デンプンが糊化しない温度範囲内）である。湿熱処理によりデンプンの結晶化度が増加し、架橋処理と同様の効果が得られる。また、ヒトの消化酵素による加水分解を受けにくくなるため、難消化性あるいは遅消化性デンプンの調製にも有効である。

複数の化工・加工デンプンを組み合わせることで、デンプン性食品の力学的性質や食感を改良することができる。食品の製造条件（加熱時間、温度、攪拌強度）や配合処方（酸、油脂、糖類）を考慮して、適切なデンプンを選択することが重要である。

(4-2) 食品多糖類によるデンプンの力学特性および食感の制御・改質

食品素材あるいは食品添加物として使用されている多糖類を用いてデンプンおよびデンプン性食品の力学特性および食感を改良・改質する方法があり、実用化されている。

ここでは、デンプン／多糖類混合系の糊化および老化挙動に関する研究例を示す。実用面を考慮して、小麦およびとうもろこしデンプンを用いた研究が多い。

デンプン／多糖類混合系の糊化挙動について、Christianson[51]らは、小麦およびとうもろこしデンプンとグァーガム、キサンタンガム、およびカルボキシメチルセルロースの混合系を検討し、ビスコグラフィーの結果から、多糖類（濃度<1％）の添加がデンプン糊液（濃度5.64％）の粘度を著しく上昇させることを示した。デンプンと多糖類が複合体を形成することが原因と考えた。

Alloncleら[52]は小麦およびとうもろこしデンプンとグァーガムおよびローカストビーンガムの混合系を検討し、ビスコグラフィーの結果から、多糖類（濃度0.35％）の添加がデンプン水分散液（濃度4％）の糊化開始温度を低温側に移行させ、糊液の粘度を著しく上昇させることを示した。デンプン／多糖類の相互排除効果から、連続相におけるデンプンの実質濃度が上昇することが原因と考えた。

ShiおよびBeMiller[53]はとうもろこし、もちとうもろこし、うるち米、もち米、タピオカ、じゃがいも、および小麦デンプン（いずれも濃度3.6％）とグァーガム、キサンタンガム、ジェランガム、アルギン酸、ιカラギナン、κカラギナン、カルボキシメチルセルロースおよびハイドロキシプロピルメチルセルロース（いずれも濃度0.4％）の混合系の粘度挙動をビスコグラフィー（RVA）を用いて評価し、例えば、キサンタンガムおよびカルボキシメチルセルロースの添加はとうもろこし、もちとうもろこし、うるち米、もち米、タピオカ、および小麦デンプンの糊液粘度を上昇させるが、じゃがいもデンプンの粘度は低下させることを示した。

多糖類の添加によるデンプン糊液の粘度上昇は、ソース、スープ、フィリングなどの食品に利用されており、デンプン使用量の低減、食感の改良（付着性の低減）などの効果がある。

一方、デンプン／多糖類混合系の老化挙動について、Alloncleら[54]はとうもろこしデンプンとグァーガム、ローカストビーンガム、およびキサンタンガムの混合系を検討し、動的粘弾性測定における貯蔵弾性率の時間依存性（<15時間）から、多糖類（濃度0.1–0.5％）の添加がデンプン糊液（濃度4％）の老化

速度を上昇させることを示した。多糖類の添加は連続相中に存在するアミロースの実質濃度を上昇させ、短期間老化を促進させるものと考えた。

Yoshimuraら[55]はとうもろこしデンプンとコンニャクグルコマンナンの混合系（デンプンと多糖類の合計濃度15%および33%）を検討し、DSCから求めた老化率（糊化エンタルピー量に対する再糊化エンタルピーの比率）から、多糖類の添加が保存初期（<5日）にはデンプンの老化を促進し、保存後期には抑制することを示した。また、同じ混合系（デンプンと多糖類の合計濃度3.5%）の離漿測定から、多糖類の添加が保水性を上昇させることを示した。多糖類の添加は連続相に存在するデンプン[注14]の実質濃度を上昇させることで保存初期の老化を促進するが、長期間保存によるデンプン[注15]の秩序化、結晶化を阻害することで保存後期の老化を抑制するものと考えた。

Kohyamaら[56]はさつまいもデンプンとセルロースおよびセルロース誘導体の混合系（デンプンと多糖類の合計濃度33%、デンプンと多糖類の混合比率90:10）を検討し、DSCから求めた老化率から、水不溶性のセルロースの添加がデンプンの老化（保存14日後）を促進し、水溶性のセルロース誘導体がデンプンの老化を抑制することを示した。水不溶性のセルロースがデンプン、特にアミロペクチンの結晶核として作用することで老化が促進されるものと考えた。

多糖類の添加によるデンプンの老化挙動の制御は、ベーカリー、麺、ゼリー菓子、はるさめなどの食品に利用されており、保存安定性の改良、食感の改良などの効果がある。

❖増粘剤のレオロジー特性と感覚特性の相関

ヒトのテクスチャー評価と機器による力学測定の相関を議論する場合、機器測定の条件設定に注意しなければならない。ヒトが液状あるいはペースト状の食品を摂食する際のずり速度あるいはずり応力条件については、Wood[57]やShama & Sherman[58,59]の研究が知られている。Woodは官能評価により同程度の粘りをもつと判定されたシロップ（ニュートン流体）とスープ（非ニュートン流体）が、50 s^{-1}で交差していることを見出し、口腔内の粘性感知はこのずり速度でなされていると推察した（図59）。一方、Shama & Shermanは、

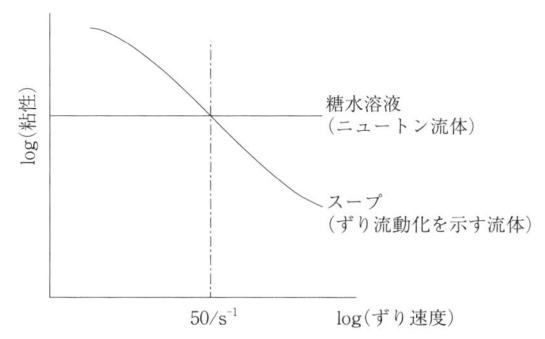

図 59　感覚的な濃厚感とずり粘度の関係（Wood の報告より）

種々の粘度を有する液状食品について同様の実験を行った。ヒトは、粘度の高い液状食品は一定のずり速度（約 $10\,\mathrm{s}^{-1}$）でずり応力を変えて摂食するのに対し、粘度の低い液状食品は一定のずり応力（約 $10\,\mathrm{Pa}$）でずり速度を変えて摂食すると推察した（図 60, 61）。

　降伏応力値を有する液状あるいはゾル状食品では、大変形における定常粘性率よりも、微小変形における複素粘性率の方が感覚強度との相関が高いことが報告されている[60]。キサンタンガムのようなレオロジー的に弱いゲルに該当する試料の場合、ずり速度 $50\,\mathrm{s}^{-1}$ における定常ずり粘度よりも、角周波数 $50\,\mathrm{rad/s}$ における複素粘性率の方が感覚的な濃厚感との相関が高い。弱いゲルの口腔内評価が、非破壊状態にある網目構造の粘弾性によって決定されるという解釈、あるいはパネルの感覚評価が摂食の初期段階でなされるという解釈の両方が可能である。摂食方法を指定して感覚評価を行うことで、詳細な解析ができる可能性がある。

　口中での第一印象は、大変形よりもむしろ微小変形領域における食品のレオロジー特性と関係がある可能性があり、動的あるいは静的粘弾性測定などから得られる情報が有益になる。テクスチャー研究においては、微小変形領域でのレオロジー特性と大変形領域でのレオロジー特性を総合的に考察することが重要である。

　ゲルなどの固体状食品では、大変形領域でのレオロジー特性を応力—歪み曲線から得られる破断応力（これを「ゲル強度」という場合がある）によって評価

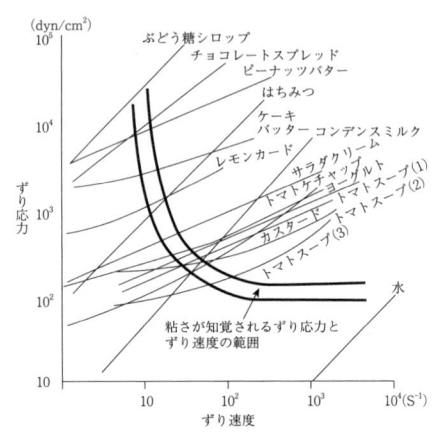

図60 感覚的な濃厚感とずり粘度の関係（Shama & Sherman の報告より）

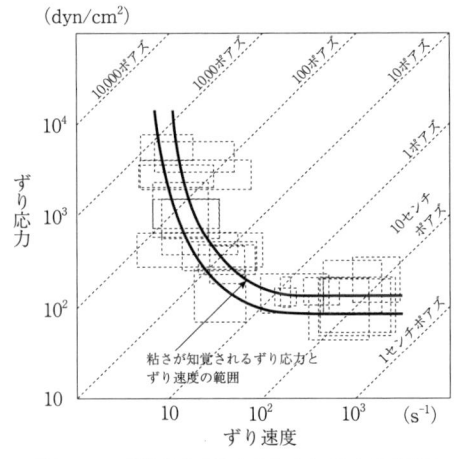

図61 感覚的な濃厚感とずり粘度の関係

ヒトは2本のL字型曲線で囲まれる領域内で粘り気を判断する。

口腔内のずり速度は液状食品の力学的性質によって異なる。一般的に低粘度のものほど高ずり速度で感覚する。

する場合が多い。応力—歪み曲線の初期勾配（線形領域における直線の傾き）は試料の弾性率を与えるが、弾性率と破断応力は物理量としての概念が全く異なる。例えば、寒天ゲル（濃度 4.4 w/v％）とゼラチンゲル（濃度 25 w/v％）を比較すると、弾性率は寒天の方がゼラチンより大きいのに対し、破断応力は寒天の方がゼラチンより小さい[61]（図62）。テクスチャーとの相関という観点からみると、弾性率は「かたさ（Firmness）」に、破断応力は「かたさ」に「弾

力性（Springiness）」などの要素を加えたより複雑な感覚特性である「こわさ（Toughness）」と関連付けられる。破断応力の高い食品が必ずしも感覚的に「かたい」とは認識されないということに注意が必要である。

食感の数値化という目的では、Bourne[62]が提唱した前述のTPAがよく用いられる。そしゃく・えん下困難者用食品の開発においては、TPAから得られる「かたさ」は文字通り感覚的なかたさと、「付着性」は感覚的なべとつきやへばり付きと、「凝集性」は感覚的なまとまり感と関連付けられる場合が多い。しかし、「かたさ」では前述のFirmnessとToughnessの区別が難しいこと、凝集性では内部結合力と構造回復力の区別が難しいこと（1回目の圧縮により試料が全く破壊されない試料と、完全に破壊されるが2回目の圧縮までには完全にもとの構造を回復する試料のいずれもが凝集性＝1となる）などの課題がある。TPA測定値が必ずしも食感と一義的な関係にはないことに注意する必要がある。

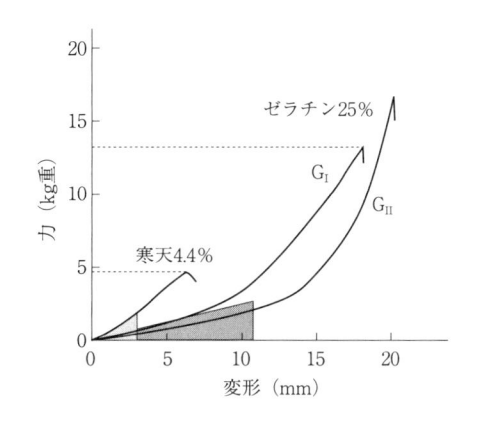

弾性率：寒天＞ゼラチン…寒天の方がかたい
破断応力：寒天＜ゼラチン……寒天の方が脆く、弱い
弾性率と破断応力は別の概念の物理量

図62　弾性率と破断応力の違い（西成らの報告より）

❖増粘剤とフレーバーリリース

液体およびペーストなどのゾル状食品では、粘度が高くなると味覚の感覚強度が低下することが知られている[63]。増粘剤がグァーガムなどの鎖状高分子の場合、甘味やフレーバーなどの感覚強度が減少し始める増粘剤濃度はcoil-overlap concentration C^*（糸まり状高分子重なり合い濃度）付近にある（図63）。つまり、水中でランダムコイル状の分子形態をとる増粘剤であれば、味覚の感覚強度を C^* で規格化できるということになる。粘度の増加による甘味の感覚強度の低下は、甘味物質（砂糖）の拡散係数が低下することによると考えられる。

一方、ゲルなどの固体状食品では、ゲルの破断歪みが小さいほど、甘味の感覚強度が大きくなる（甘味を感じやすくなる）という報告[64]がある（図64）。破断歪みが小さいほど粒子径の小さい食塊となり、だ液との接触面積が広くなり、甘味の感覚強度が増加するものと考えられる。また、ゲルの破断応力が大きいほど、甘味の感覚強度は小さくなる（甘味を感じにくくなる）という報告[64]がある（図65）。ただし、ゼラチンゲルは同じ破断応力を有する他のゲルに比べて甘味の感覚強度が大きくなる。ゼラチンが口腔内で溶解し、味を感じやすくなるためと考えられる。一方、ジェランガム–ローカストビーンガム–キサンタンガムの混合ゲルは、同じ破断応力を有する他のゲルに比べて甘味の感覚強度が小さくなる。ゲルが口腔内で崩壊せず、粒子の大きい食塊となりだ液との接触面積が小さくなることで、味を感じにくくなるためと考えられる。

このようにゾル状およびゲル状のいずれの形態であっても、食品のレオロジーをコントロールすることにより、テクスチャーだけでなく味のプロファイル（フレーバーリリース）を設計することができる。増粘剤の種類や濃度を調節することにより、好ましい味は感じやせやすく、好ましくないは感じさせにくくすることができる。

❖まとめ

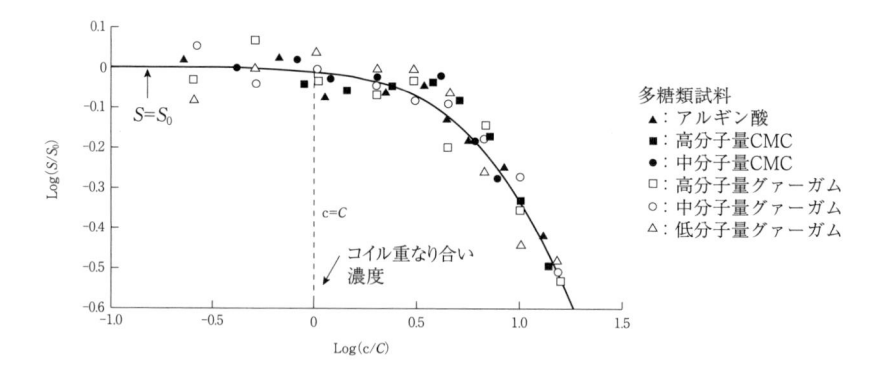

ゾルの濃度（粘度）が高くなるほどフレーバーの感覚度が低下する。つまり、においや味を感じにくくなる。

図63　ゾル状食品におけるフレーバーの感覚強度（増粘剤粘度と感覚強度の関係、Morrisの報告より）

ゲルの弾力（破断歪み）が大きくなるほど甘味の感覚強度が低下する。つまり、味を感じにくくなる。

図64　ゲル状食品における甘味の感覚強度（ゲルの破断歪みと感覚強度の関係、Morris の報告より）

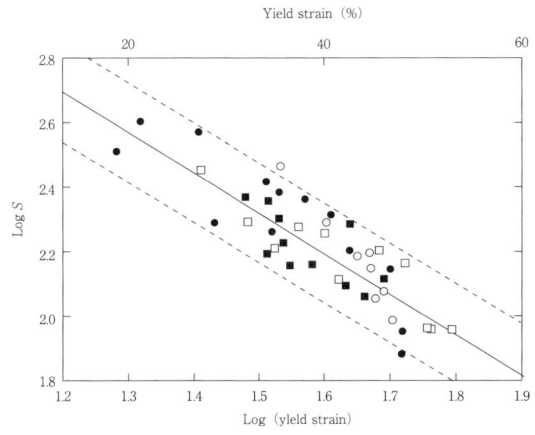

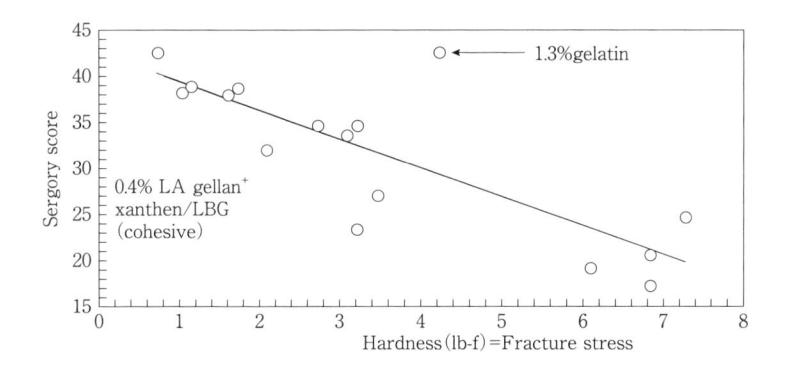

ゲルの「かたさ」（破断応力）が大きくなるほど甘味の感覚強度が低下する。しかし、同じ「かたさ」でも、ゲルの融解性（口腔内で溶けやすいか溶けにくいか）によって感覚強度が異なる。

図65　ゲル状食品における甘味の感覚強度（ゲルの破断応力と感覚強度の関係、Clark の報告より）

食品のおいしさおよび摂食の安全の両面において、食品テクスチャーのコントロールが重要である。食品テクスチャーのコントロールにおいて、増粘剤をはじめとする食品多糖類が果たす役割は大きい。新たな食感や機能性の創製のため、基礎および応用の両面で食品多糖類の研究が発展することを期待した

い。

文献

2-1項
1) 日本介護食品協議会 (2003)。ユニバーサルデザインフード自主規格　第一版
2) 船見孝博、堤之達也、岸本一宏、とろみ調整食品や介護食品に使用されている増粘剤およびゲル化剤、日本調理科学会誌、39、233-239 (2006)
3) 合田文則、胃瘻からの半固形短時間摂取法ガイドブック、医歯薬出版株式会社 (2006)
4) Funami, T., Atomic force microscopy imaging of food polysaccharides, Food Sci. Technol. Res., 16, 1-12 (2010).
5) 神山かおる、佐々木朋子、野内義之、船見孝博、西成勝好：2バイトテクスチャー試験における試験速度条件の検討。第57回レオロジー討論会　講演要旨集 pp 328-329 (2009)
6) 船見孝博、飛田昌男、星正弘、外山義雄、佐藤信之、金野正吉、疋田久史、伊藤章一、義平邦周、藤崎亨、とろみ調整食品の力学測定法に関する検討 (Texture Profile Analysis の有用性)、日本摂食嚥下リハビリテーション学会誌、13、10-19 (2009)
7) 国崎直道、佐野征男：第6章1節　キサンタンガム、食品多糖類―乳化・増粘・ゲル化の知識、幸書房、東京 pp. 141-154 (2001)。
8) Morris V.J.: Chapter 11: Bacterial Polysaccharides. In Food polysaccharides and their applications (Stephen A.M. ed.), Marcel Dekker, New York pp. 341-375 (1995).
9) The 30th Meeting of the Joint FAO/WHO Expert Committee on Food Additives (1986). Toxicological evaluation of certain food additives and contaminants. Xanthan gum. (pp. 151-161). Cambridge: Cambridge University Press.
10) M. Glicksman, Red Seaweed Extracts, Food Hydrocolloids, Vol. 1, M. Glicksman, eds., CRC Press, p.73 (1982).
11) 奥村誠、増竹憲二、月刊フードケミカル、3、60-66 (1989)。
12) M. E. Zabik and P. J. Aldrich, J. Food Sci., 33, 371-377 (1968).
13) Ogawa E et al: Influence of storage on the molecular weight of tetramethylammonium-type gellan gum, Carbohydr. Polym., 30, 145 (1996)
14) Okamoto T et al: Sol-gel transition of polysaccharide gellan gum, Carbohydr. Polym., 30, 149 (1996)
15) 大本敏郎、他：ジェランガムによる新食感デザートの開発、食品加工技術、21、23 (2001)
16) Voragen, A.G.J., Pilnik, W., Thibault, J.-F., Axelos, M.A.V., and Renard, C.M.G.C., Chapter 10: Pectins. In A.M. Stephen (Ed.), Food polysaccharides and their applications (pp. 287-339). New York: Marcel Dekker, Inc. (1995).
17) Lopes da Silva, J.A., and Rao, M.A., Chapter 11: Pectins: Structure, functionality, and uses. In A.M. Stephen, G.O. Phillips, and P.A. Williams (Eds.), Food polysaccha-

rides and their applications second edition (pp. 353-411). Boca Raton, FL: CRC Press (2006).
18) Oakenfull, D., and Scott, A. Hydrophobic interaction in the gelation of high methoxyl pectins. J. Food Sci., 49, 1093-1098 (1984).
19) Morris, E.R., Gidley, M.J., Murray, E.J., Powell, D.A., and Rees, D.A. Characterization of pectin gelation under conditions of low water activity by circular dichroism, competitive inhibition and mechanical properties. Int. J. Biol. Macromolecules., 2, 327-330 (1980).
20) Morris, E.R., Powell, D.A., Gidley, M.J., and Rees, D.A. Conformations and interactions of pectins. I. Polymorphism between gel and solid states of calcium polygalacturonate. J. Mol. Biol., 155, 507-516 (1982).
21) 神事克典、ペクチンによる酸性豆乳の安定化、月刊フードケミカル、2004-12、47-50 (2004)
22) A. Nakamura, H. Furuta, H. Maeda, Y. Nagamatsu, and A. Yoshimoto, Biosci. Biotechnol. Biochem., 65, 2249 (2001).
23) A. Nakamura, H. Furuta, H. Maeda, T. Takao, and Y. Nagamatsu, Biosci. Biotechnol. Biochem., 66, 1301 (2002).
24) 増竹憲二、浅野広和、月刊フードケミカル、7、30-32 (1995)
25) 古田均、前田裕一、FFIジャーナル、208 (10)、781-790 (2003)。
26) T. Takahashi, H. Maeda, T. Aoyama, T. Yamamoto, and K. Takamatsu, Biosci. Biotechnol. Biochem., 63 (8), 1340-1345 (1999).
27) K. Higa, H. Hara, T. Takahashi, Y. Aoyama, and H. Furuta, Nutrition, 18, 636 (2002).
28) R. Mitamura, T. Takahashi, Y. Aoyama, and H. Furuta, Food Chem., 51, 1058 (2003).
29) A. M. Stephen and S. H. Churms, Food polysaccharides and their applications, Marcel Dekker, Inc., 396 (1995).
30) A. H. Ross, M. A. Eastwood, W. G. Brydon, J. R. Anderson, and D. M. Anderson, Am. J. Clin. Nutr., 37 (3), 368-375 (1983).
31) D. Z. Bliss, T. P. Stein, C. R. Schleifer, and R. G. Settle, Am. J. Clin. Nutr., 63 (3), 392-398 (1996).
32) C. D. Jensen, G. A. Spiller, J. E. Gates, A. F. Miller and J. H. Whittam, J. Am. Coll. Nutr., 12 (2), 147-154 (1993).
33) P. J. Harris, A. M. Roberton, M. E. Watson, C. M. Triggs, and L. R. Ferguson, Nutr. Cancer, 19 (1), FFI JOURNAL, Vol. 210, No.1, 2005 43-54 (1993).
34) K. Ushida, A. Kishimoto, G. O. Phillips, T. Ogasawara, and Y. Sasaki, Vahouny-ILSI Japan International Symposium on NON-DIGESTIBLE CARBOHYDRATE, 27-29September 2004, National Olympics Memorial Youth Center Tokyo, Japan (2004).
35) Ring, S.G., Colonna, P., l'Anson, K.J. Kalichevsky, M.T., Miles, M.J., Morris, V.J., and Orford, P.D. Carbohydr. Res., 162, 277-293 (1987).

36) Manners, D. Carbohydr. Polym., 11, 87-112 (1989).
37) 吉村美紀、西成勝好、第2章 でん粉、宮本武明・赤池敏宏・西成勝好編、天然・生体高分子材料の新展開（シーエムシー出版）、33-47（1998）。
38) Hizukuri, S., Takeda, Y., Maruta, N., and Juliano, B.O. Carbohydr. Res., 189, 227-235 (1989).
39) 久下喬、第11章 澱粉の構造と機能、西成勝好・矢野俊正編、食品ハイドロコロイドの化学（朝倉書店）、139-151（1990）。
40) 不破英次、第7章 澱粉の生合成の遺伝的制御、中村道徳・鈴木繁男編、澱粉科学ハンドブック（朝倉書店）、153-162（1977）。
41) 貝沼圭二・八田珠郎、第1編第3章 澱粉粒と固体構造、不破英次・小巻利章・檜作進・貝沼圭二編、澱粉科学の事典（朝倉書店）、39-73（2003）。
42) 岡田実、第1編7章 澱粉の機能的性質、不破英次・小巻利章・檜作進・貝沼圭二編、澱粉科学の事典（朝倉書店）、193-217（2003）。
43) Miles, M.J., Morris, V.J., and Ring, S.G. Carbohydr. Res., 135, 257-269 (1995).
44) Ring, S.G., Colonna, P., I'Anson, K.J., Kalichevsky, M.T., Miles, M.J., Morris, V.J., and Orford, P.D. Carbohydr. Res., 162, 277-293 (1987).
45) Yoshimura, M., Takaya, T., and Nishinari, K. Food Hydrocolloids, 13, 101-111 (1999).
46) Keetels, C.J.A.M., van Vliet, T., and Walstra, P. Food Hydrocolloids, 10, 355-362 (1996).
47) Keetels, C.J.A.M., van Vliet, T., and Walstra, P. Food Hydrocolloids, 10, 363-368 (1996).
48) Katsuta, K., Miura, M., and Nishimura, A. Food Hydrocolloids, 6, 187-198 (1992).
49) Katsuta, K., Nishimura, A., and Miura, M. Food Hydrocolloids, 6, 387-398 (1992).
50) 長坂慶子、種谷真一、日食科工誌、47、670-678（2000）。
51) Christianson, D.D., Hodge, J.E., Osborne, D., and Detroy, R.W. Cereal Chem. 58, 513-517 (1981).
52) Alloncle, M., Lefebvre, J., Llamas, G., and Doublier, J.L. Cereal Chem. 66, 90-93 (1989).
53) Shi, X. and BeMiller, J.N. Carbohydr. Polym. 50, 7-18 (2002).
54) Alloncle, M. and Doublier, J.L. Food Hydrocoll. 5, 455-467 (1991).
55) Yoshimura, M., Takaya, T., and Nishinari, K. J. Agric. Food Chem. 44, 2970-2976 (1996).
56) Kohyama, K. and Nishinari, K. J. Food. Sci. 57, 128-131 and 137 (1992).
57) Wood FW: Physicochemical studies on the consistency of liquid foods. In Rheology and texture of food stuffs, SCI Monograph, No. 27, Society of Chemical Industry, London pp 40-49 (1968).
58) Shama F, Parkinson C and Sherman P: Identification of stimuli controlling the sensory evaluation of viscosity I. Non-oral methods, J. Texture Stud. 4, 101-110 (1973).
59) Shama F and Sherman P: Identification of stimuli controlling the sensory evalua-

tion of viscosity II. Oral methods. J. Texture Stud. 4, 111–118（1973）.
60) Clark R: Influence of hydrocolloids on flavour release and sensory-instrumental correlations. In Gums and Stabilisers for the Food Industry 11（Williams PA and Phillips GO eds.）, Royal Society of Chemistry, Cambridge pp 217–225（2002）.
61) 西成勝好、堀内久弥、石田勝巳、池田勝則、伊達宗宏、深田栄一：ゲル状食品の動的粘弾性簡易迅速測定装置。日本食品工業学会誌 27、227–233（1980）.
62) Bourne, MC: Chapter 4: Principles of Objective Texture Measurements. In Food Texture and Viscosity. Concept and Measurement. 2nd Edition（Bourne MC ed.）, Academic Press, San Diego pp 107–188（2002）.
63) Baines ZV and Morris ER: Flavour/taste perception in thickened systems: the effect of guar gum above and below c^*. Food Hydrocolloids 1, 197–205（1987）.
64) Morris ER: Rheological and organoleptic properties of food hydrocolloids. In Food Hydrocolloids: Structures, Properties and Functions（Nishinari K and Doi E eds.）, Plenum Press, New York pp 201–210（1994）.
65) Clark R: Influence of hydrocolloids on flavour release and sensory-instrumental correlations. In Gums and Stabilisers for the Food Industry 11（Williams PA and Phillips GO eds.）, Royal Society of Chemistry, Cambridge pp 217–225（2002）.

脚注
注1) 食品が咀嚼され、飲み込める状態になったもの。
注2) 食塊を飲み込んだときに食道に入らず、誤って気管に入る現象。
注3) 表面部分のみが吸水して中心部まで溶媒が浸透せず、膨潤・水和が不十分な状態。「ままこ」とよぶ場合もある。
注4) 糊化したでん粉をドラムドライヤー、エクストルーダー、スプレードライヤーなどを用いて乾燥させ、粉末化したもの。冷水との混合で糊化状態が再現できる、糊化済みでん粉（pre-gelatinized starch, instant starch）である。
注5) 分子の構成単位のこと。
注6) 旧特別用途食品制度（厚生労働省）では「堅さ」と漢字表記されている。本稿ではユニバーサルデザインフードの表記に準じた。
注7) 旧特別用途食品制度（厚生労働省）ならびに現行特別用途食品制度（消費者庁）に準じ、ひらがなで記載（いずれの制度でも、「咀嚼」や「嚥下」などの漢字表記はなされていない）。
注8) HMS指数は重量平均分子量 M_w と固有粘度 $[\eta]$ の関係式：$[\eta]=KM_w^a$（$0<a<2$）から導き出されるパラメータであり、a が0に近いほど球状、2に近いほど棒状の分子形態であることを示す。
注9) アミログラフおよびRVAとも、特殊な形状のパドル（撹拌羽）を用いてトルクを検出しており、得られる粘度は厳密な意味での物理量ではない。ブラベンダーユニットおよびRVAユニットという、それぞれの測定機器においてのみ有効な単位で表された粘度である。
注10) 本項では、化学反応を利用して改質する方法を「化工」、通常の調理過程でも

起こりうる物理反応を利用して改質する方法を「加工」と呼ぶ。

注11） 離水によってゲルの弾性率が増加するとは限らない。例えば、寒天では、離水によりゲルの弾性率が低下することが報告されている[50]。

注12） でん粉の-OH 基（C2, 3, 6）に、別の置換基（エステル基あるいはエーテル基）を導入する処理のこと。

注13） オクテニルコハク酸でん粉は界面活性を有し、天然物由来の（化学的合成品ではない）乳化剤として使用されている。

注14） でん粉を構成する成分のうち、アミロースおよび外部鎖長が比較的長いアミロペクチンが関与しているものと思われる。

注15） でん粉を構成する成分のうち、外部鎖長が比較的短いアミロペクチンが関与しているものと思われる。

3　摂食・嚥下調整食の調整方法

1　液状食品にとろみをつけることの重要性

高橋　智子

　嚥下機能が低下した人はさらっとした水、ジュース、みそ汁などを飲むと、間違って気管に食物が流入する誤嚥を引き起こすことがある。誤嚥には、むせを伴わないサイレントアスピレーション（不顕性誤嚥）があり、本人や周囲の人も気づかず、そのまま食事を続行する場合が多い。このようなことがないように、嚥下に障害のある人にさらっとした液状食品を供食する場合、とろみを付与している。また、摂食機能に障害をもつ人のための食事として、高齢者施設や病院における食事の主流となっている「刻み食」は、咀嚼機能を補うためには有効であるが、まとまりが悪いために食塊形成が難しく、誤嚥などの誘因となる危険性が指摘されている。介護の立場からも、まとまりの悪さから食事介助しにくいとの声があがっている。近年、とろみを付与したあんで刻み食をまとめて、摂食機能が低下した高齢者や障害者に供食している。

　それでは、なぜ、さらっとした液状食品にとろみを付与することで、誤嚥を防ぐことができるのだろうか。また、刻み食にとろみをつけたあんでまとめることで、なぜ誤嚥の危険性が低下するのだろうか。これらのことについて、力学的特性（物理的特性）、嚥下造影検査等を通して解説する。また、とろみを付与したムース状食品について、官能評価により飲み込み特性、超音波断層法により口腔から咽頭へ食塊を送り込む際の舌運動について検討した。得られた結果より、粘稠ゾル試料の力学的特性、飲み込み特性と舌運動の関係についても解説する。加えて、調理現場などで液状食品にとろみを付与する場合、毎回、飲み込みやすいとろみであるかを確認する必要がある。そこで、調理現場でも簡単に把握できる粘稠液状食品（とろみ）の力学的特性の把握方法についてもふれる。

❖硬さの異なる粘稠ゾル試料の咽頭における挙動 [1]

　咽頭から食道にかけての食塊の嚥下動態については、これまで、多くの研究者により報告されている（Dodds, W.J.et.al.[2], Dua, K.S.et.al[3], Hiemae, K.P.et.al.[4]等）。ここでは、力学的特性（物理的特性）中でテクスチャー特性の硬さが大きく異なる粘稠ゾル試料の咽頭における挙動を、嚥下造影検査により評価する。

粘稠ゾル試料の力学的特性（物理的特性）

　蒸留水へのとろみの付与は、ワキシーコーンスターチ由来のアルファー化デンプンである。この加工デンプンは、リン酸により架橋形成を行ったものであり、強い撹拌や高温による加熱に対して安定性を示している。嚥下造影検査には造影剤としてイオタラム酸メグルミン溶液を用い、この造影剤に上記の加工デンプンを添加した粘稠ゾルを嚥下造影検査試料とした。A 試料として造影剤イオタラム酸メグルミン溶液単体（サラダオイル程度の硬さ）、B 試料として市販マヨネーズ程度の硬さ、C 試料としてマッシュポテト程度の硬さに粘稠ゾル試料を調製した。粘稠ゾル試料のテクスチャー特性としての硬さ、付着性および凝集性を表1に示した。試料が硬くなるに従い、付着性も増加したが、凝集性は何れの試料においても1前後の値を示している。図1に、硬さの異なる3種の粘稠ゾル試料のずり速度と、液体の流れにくさを示す見かけの粘性率の関係を示した。最も硬いマッシュポテト程度の硬さの試料は、見かけの粘性率が最も高値を示したこ

表1　粘稠ゾル試料のテクスチャー特性

試料略号	硬さ ($\times 10^2 \, N/m^2$)
A	1.50 ± 0.08
B	15.10 ± 0.18
C	59.30 ± 1.25

試料略号	付着性 ($\times 10 \, J/m^3$)
A	1.2 ± 0.1
B	43.8 ± 2.3
C	173.0 ± 5.8

試料略号	凝集性
A	0.99 ± 0.04
B	1.00 ± 0.05
C	0.96 ± 0.01

A：造影剤単体試料
B：市販マヨネーズ程度の硬さに調整した試料
C：マッシュポテト程度の硬さに調整した試料

とより流れにくく、次にマヨネーズ程度の試料、そして最も軟らかい造影剤単体試料は見かけの粘性率が最も低値を示したことより最も流れやすいことが示された。ことに、造影剤単体試料は水、食品の油やシロップなどのように、ずり速度が変化しても見かけの粘性率が変わらないニュートン流動を示すことが示されている。ニュートン流動を示す液体は、流動を開始するのに必要な最小の応力である降伏応力がゼロである。一方、加工でんぷんを加えて調製したマヨネーズ程度、およびマッシュポテト程度の硬さの試料は、ずり速度が増加するに従い、見かけの粘性率が減少する非ニュートン流動を示している。

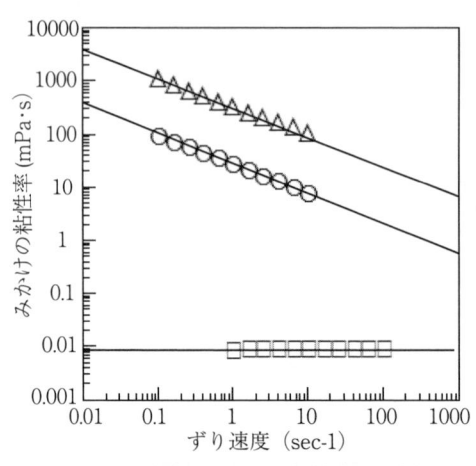

図1　ずり速度と見かけの粘性率の関係
□：A試料（造影剤単体試料）
○：B試料（市販マヨネーズ程度の硬さに調整した試料）
△：C試料（マッシュポテト程度の硬さに調整した試料）

嚥下造影検査

被験者は、嚥下困難の自覚や咽喉頭・頸部領域の病変のない、21～25才までの健常な男女合計10名である。嚥下造影検査およびその解析方法は、横山らの方法[5]に従い、透視と圧測定の同時記録検査法VMF（Videomanofluorography）により、食塊の前端速度、後端速度および食塊の通過時間の測定を行った。被検者の鼻腔内を局所麻酔した後、圧プローブを鼻から食道まで挿入し、中咽頭、下咽頭、食道入口部の3カ所に圧センサーを配置した（図2）。この実験では、被験者に10 mlの粘稠ゾル試料を口腔中に含ませ、合図とともに一回で嚥下してもらった。

嚥下造影検査より得られた食塊の前端速度は、透視画像より中咽頭圧センサーと下咽頭圧センサーの間を、同一食塊の前端が通過するのに要した時間を測定し、圧センサー間の距離（40 mm）を用いて、食塊の前端の移動速度（mm/

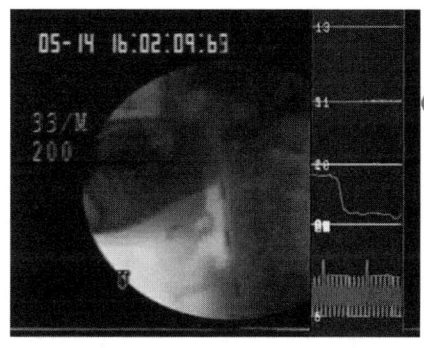

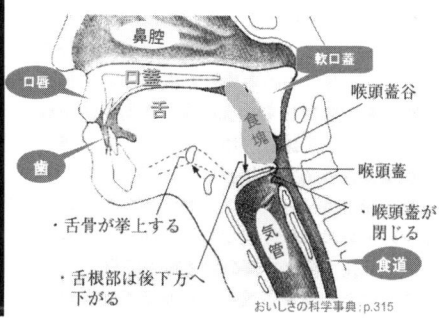

図2 嚥下造影検査（センサー位置）
S1：中咽頭圧センサー
S2：下咽頭圧センサー
S3：食道入口部圧センサー

sec）として求めた。食塊の後端速度の測定も、前端速度と同様に求めた。また、食塊の中咽頭通過時間は、中咽頭圧センサーを指標に、食塊の前端が中咽頭圧センサー中央部に到達してから、同一食塊の後端が中咽頭圧センサー中央部を通過する迄の時間（sec）を求めた。食塊の下咽頭通過時間の測定も、指標のセンサーを下咽頭圧センサーに変えて、中咽頭通過時間と同様に測定した。

嚥下造影検査より得られた粘稠ゾル試料食塊の前端、および後端の移動速度について表2に示した。前端速度は食塊が硬くなるに従い、有意に遅くなることが認められた。一方、試料食塊の後端速度は、前端速度に比べ遅くなったが試料間に有意差は認められなかった。次に、中咽頭、下咽頭における食塊の通過時間を表3に示した。硬さの異なる試料食塊の通過時間には、有意な差が認められなかった。

そこで、嚥下時に舌骨が最大挙上した時の試料食塊の透視画像を図3に示し、3種の試料食塊の形に着目した。試料食塊が硬く、流れにくくなるに従い、食塊の前端から後端迄の長さが短くなる傾向にある。ことに、最も軟らかく、流れやすいA試料食塊は、咽頭で広がり、中咽頭から食道に向かって長く伸びている。試料食塊が硬く、流れにくくなるに従い、食塊の前端速度は有意に遅くなることから、食塊の前端部分の速度は、試料食塊の力学的特性の影響を受けると考えられる。本研究の嚥下造影検査の結果、硬さの異なる粘稠ゾ

表2　中咽頭から下咽頭への食塊の移動速度

	A	B	C	F値	検定
前端速度（mm/sec）	546±192	361±93	327±103	6.67	**
後端速度（mm/sec）	168±41	138±29	136±48	1.81	n.s.

A：造影剤単体試料
B：市販マヨネーズ程度の硬さに調整した試料
C：マッシュポテト程度の硬さに調整した試料
**；p＜0.01で有意差有り。n.s., 有意差無し。

表3　中咽頭および下咽頭におけ食塊の通過時間

	A	B	C	F値	検定
中咽頭通過時間（sec）	0.24±0.06	0.20±0.06	0.18±0.05	2.13	n.s.
下咽頭通過時間（sec）	0.41±0.07	0.38±0.07	0.37±0.09	0.53	n.s.

A：造影剤単体試料．
B：市販マヨネーズ程度の硬さに調製した試料
C：マッシュポテト程度の硬さに調製した試料
n.s., 有意差無し。

ル試料食塊の咽頭における通過時間に差が認められなかったことより、嚥下する際、硬く流れにくい粘稠ゾル試料に対して、軟らかく流れやすい粘稠ゾル試料よりも、より多くの嚥下努力が加えられていると考えられる。つまり、この嚥下努力により、咽頭における粘稠ゾル試料の通過時間の差を少なくしている可能性がある。また、図3に示した粘稠ゾル試料食塊の形状は、硬く、流れにくくなるに従い、前端から後端迄の長さが短くなっている。これらのことから、咽頭における粘稠ゾル食塊の形状は、主に前端速度におよぼす粘稠ゾルの力学的特性が影響すると考えられる。咀嚼・嚥下時に、舌が重要な役割を果たしているという報告が多数ある。例えば、Kharilas[6]は、食塊の量を変化させた実験より、大きな量の食塊の方が少量の食塊よりも、食塊を口腔内より排除するために、より大きな舌の駆動力が発揮されているという報告をしている。本研究において実施した嚥下造影検査により、硬く、流動しにくい粘稠ゾル食塊に対しては、軟らかく、流動しやすい粘稠ゾル食塊よりも、嚥下する際により多くの嚥下努力をしていることが推測される。異なる力学的特性を有する粘稠ゾル食塊の咽頭における通過時間の差を小さくしているこの嚥下努力とは、主に舌の駆動力によるものと推測する。

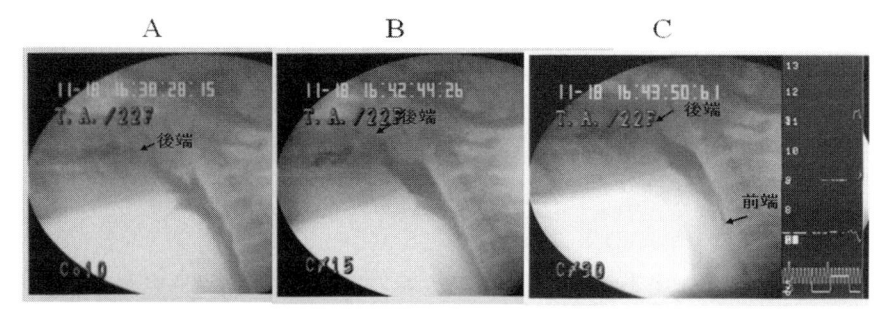

図3 試料食塊の嚥下造影図
A：造影剤単体試料、
B：市販マヨネーズ程度の硬さに調製した試料
C：マッシュポテト程度の硬さに調製した試料

　これらのことより、さらっとした液状食品にとろみを付与することにより食塊の前端速度を減速させることで、誤って気管に液状食品が流入する誤嚥を防ぐことができることが示された。

❖刻み食をまとめる粘稠ゾルの有効性[7]

　ここでは、刺身の山かけやとろろご飯の有する優れたまとまり感に着目し、粘稠ゾルとしてのとろろの刻み食をまとめる有効性について検討した。力学的特性を変化させたとろろあんを粘稠ゾル部分とし、小麦デンプンと寒天をゲル化剤とした4mm立方体ゲルを刻み食と仮定し、ゲル―ゾル混合系試料を調製した。粘稠ゾル試料（とろろ）およびゲル―ゾル混合系試料の力学的特性、健常な若年者により食べやすさに関する官能評価、加えて、健常な若年者を被験者とした嚥下造影検査を行い、粘稠ゾルの刻み食をまとめる有効性について検討した。

粘稠ゾル（とろろあん）およびゲル―ゾル混合系試料の力学的特性

　山芋ゾル試料はフリーズドライ大和芋粉末「フリーズドライ粉末やまいも」を、官能評価用試料は蒸留水に、また嚥下造影検査用試料は造影剤に添加して調製した。官能評価、および嚥下造影検査に用いた粘稠ゾル試料はサラダオイル状として$2 \times 10^2 \mathrm{N/m^2}$程度、攪拌したプレーンヨーグルト状として$6 \times 10^2 \mathrm{N/m^2}$程度、マヨネーズ状として$1.5 \times 10^3 \mathrm{N/m^2}$程度の3段階の硬さになる

よう調製した。なお、嚥下造影検査に用いたサラダオイル状試料では、造影剤単体で $2\times10^2\,\mathrm{N/m^2}$ 程度の硬さが得られたため、山芋粉末は添加していない。なお、いずれのゾル試料も薄口醬油を全体重量に対して外割重量比5％添加し、味香調整を行った。ゲル−ゾル混合系試料のゲル試料は、ゲル化剤として小麦デンプンおよび寒天を用いた。官能評価用ゲル試料は、溶媒を蒸留水とし、一方、造影検査用ゲル試料は、溶媒を110 w/v％液体バリウムとした。造影検査用ゲル試料および官能評価用ゲル試料は同程度の破断応力（$1.43(\pm0.14)\times10^4\,\mathrm{N/m^2}$）になるように調製し、いずれも4 mmの立方体に切断成形した。病院・高齢者施設で提供されている食事の形態の現状より、4 mm程度の刻み食は、極刻み食、あるいは刻みとろみ食として供されている場合が多いことが報告されている[8]。官能評価用試料、造影検査用試料、テクスチャー特性測定試料ともにゲル−ゾル混合系試料は、官能評価用または造影検査用ゾル試料を分散媒とし、4 mm立方体ゲルを分散層として、容積比1：1で3段階の硬さのゾル試料ごとに調整した。

　表4に粘稠ゾル試料のテクスチャー特性を官能評価、嚥下造影検査別にまとめた。粘稠ゾル試料では、官能評価、嚥下造影検査ともに、サラダオイル状、プレーンヨーグルト状、マヨネーズ状と硬くなるに従い、付着性は有意に大きくなり、凝集性は有意に小さくなった。また、ずり速度とずり応力の関係を粘稠ゾル試料の流動特性として示した（図4）。官能評価用、嚥下造影検査用試料ともに、測定ずり速度範囲において、硬いゾル試料であるほど、ずり応力も大きいことが示された。流体が流れ出す、あるいは流れを停止する応力を降伏応力という。また、食物にソースをかけた場合、降伏応力の大きいソースは食物を覆う性質も大となる[9]。そこで図4で示したずり速度とずり応力の関係にCassonの関係式[10]を適用し、粘稠ゾル試料のずり速度0（s^{-1}）における応力、すなわち降伏応力を求め、表5に示した。試料の硬さと同様、降伏応力は官能評価用、嚥下造影検査用ともに、サラダオイル状、プレーンヨーグルト状、マヨネーズ状と大きくなった。ことに、官能評価用、嚥下造影検査用ともに、サラダオイル状ゾル試料の降伏応力は、0.00 Paであった。また、サラダオイル状試料はともに、降伏応力をほとんど有していないニュートン流体に近い性状を有するものと考えられる。他の粘稠ゾル試料は降伏応力を有する非ニ

表4 官能評価および嚥下造影検査に用いた粘稠ゾル、ゲルーゾル混合系試料のテクスチャー特性

ゾル試料の状態	粘稠ゾル試料		ゲルーゾル混合系試料	
	官能評価用	嚥下造影用	官能評価用	嚥下造影用
	硬さ ($\times 10^3$ N/m^2)	硬さ ($\times 10^3$ N/m^2)	硬さ ($\times 10^3$ N/m^2)	硬さ ($\times 10^3$ N/m^2)
サラダオイル状	0.28 ± 0.00^c	0.28 ± 0.02^c	4.73 ± 0.76^a	5.66 ± 0.91^a
プレーンヨーグルト状	0.60 ± 0.10^b	0.61 ± 0.05^b	2.33 ± 0.30^c	2.91 ± 0.45^c
マヨネーズ状	1.52 ± 0.10^a	1.48 ± 0.06^a	3.11 ± 0.50^b	3.61 ± 0.58^b
	付着性 ($\times 10^2$ J/m^3)	付着性 ($\times 10^2$ J/m^3)	付着性 ($\times 10^2$ J/m^3)	付着性 ($\times 10^2$ J/m^3)
サラダオイル状	0.21 ± 0.05^c	0.11 ± 0.04^c	2.06 ± 0.33^c	0.53 ± 0.08^c
プレーンヨーグルト状	1.47 ± 0.20^b	1.15 ± 0.15^b	6.08 ± 0.97^b	4.21 ± 0.67^b
マヨネーズ状	5.14 ± 0.53^a	4.62 ± 0.40^a	9.66 ± 1.64^a	7.62 ± 1.25^a
	凝集性	凝集性	凝集性	凝集性
サラダオイル状	1.00 ± 0.00^a	1.00 ± 0.00^a	0.65 ± 0.07^b	0.54 ± 0.07^c
プレーンヨーグルト状	0.85 ± 0.03^b	0.87 ± 0.03^b	0.68 ± 0.05^b	0.76 ± 0.03^b
マヨネーズ状	0.73 ± 0.03^c	0.85 ± 0.03^c	0.76 ± 0.03^b	0.83 ± 0.05^a

a, b, c: 同列において、異なるアルファベットは危険率5%以下で有意差あり。n=30
n.s., 有意差なし。＊：p＜0.05で有意差あり。＊＊：p＜0.01で有意差あり。

ュートン流体である。

　ゲル—ゾル混合系試料のテクスチャー特性を官能評価、嚥下造影検査別にまとめ、先に示した粘稠ゾル試料のテクスチャー特性（測定条件圧縮率67.7%圧縮速度10mm/sec）とともに表4に示した。官能評価、嚥下造影検査用試料ともに、ゾル部分が最も軟らかく、降伏応力を有していないサラダオイル状混合系試料が、有意に硬いことが認められた。次いで、ゾル部分がマヨネーズ状の混合系試料、プレーンヨーグルト状の混合系試料の順に軟らかくなった。サラダオイル状、プレーンヨーグルト状、マヨネーズ状とゾル部分の付着性が大きくなるに従い、混合系試料の付着性も大きくなった。また、ゾル部分が軟ら

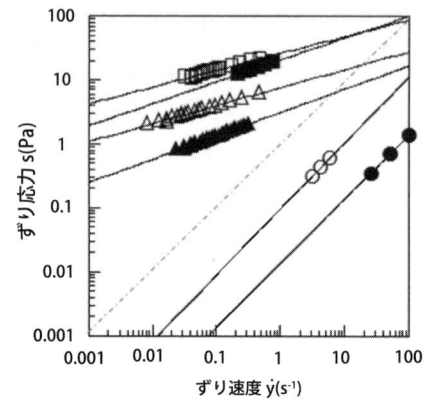

図4 粘稠ゾル試料のずり速度とずり応力の関係

○：官能評価用サラダオイル状ゾル試料、
△：官能評価用プレーンヨーグルト状ゾル試料、
□：官能評価用マヨネーズ状ゾル試料、
●：造影検査用サラダオイル状ゾル試料、
▲：造影検査用プレーンヨーグルト状ゾル試料、
■：造影検査用マヨネーズ状ゾル試料
破線：流動性指数（傾き）n=1 を示す。

表5 粘稠ゾル試料の降伏応力

	官能評価用（Pa）	嚥下造影用（Pa）
サラダオイル状	0.00 ± 0.00^c	0.00 ± 0.00^c
プレーンヨーグルト状	1.36 ± 0.05^b	0.85 ± 0.04^b
マヨネーズ状	3.19 ± 0.05^a	3.02 ± 0.06^a

a, b, c: 同列において、異なるアルファベットは危険率5％以下で有意差あり。n=8
n.s., 有意差なし。＊：$p<0.05$ で有意差あり。＊＊：$p<0.01$ で有意差あり。

かくなるに従い、凝集性は小さくなる傾向を示した。テクスチャー特性の硬さにおいて、ゲルを容量の50％含んだゲル—ゾル混合系試料は、すべてにおいて粘稠ゾル単体試料よりも、ゲル部分の物性の影響により硬く、付着性も大となった。また、官能評価、嚥下造影検査試料ともに、ゾル部分が最も軟らかいサラダオイル状の混合系試料が、他の2試料よりも有意に硬いことが認められた。これは、サラダオイル状混合系試料において、ゾル部分が降伏応力を有し

ていない、すなわち食品を覆う力がないため、ゲルの物性を他の試料よりもより大きく感知したためと推測される。他の混合系試料の硬さは、ゲルよりもゾル部分の硬さの影響を受け、プレーンヨーグルト状、マヨネーズ状混合系試料の順に硬くなったと考えられる。ゲル―ゾル混合系試料の付着性は、ゾル部分の付着性の影響を受けた。また、粘稠ゾル試料では軟らかいものほど、その凝集性は大となったが、一方ゲル―ゾル混合系試料ではゾル部分が軟らかいほど、凝集性は小さくなった。これは、ゾル部分が軟らかく、降伏応力が小さいことで、ゲルの凝集性を感知していることが推測される。

食べやすさの官能評価、嚥下造影検査

1) 食べやすさの官能評価

図5に粘稠ゾル試料、およびゲル―ゾル混合系試料の官能評価結果を示した。粘稠ゾル試料の評価結果では、最も軟らかいサラダオイル状ゾル試料は、有意に口中でかたくなく、べたつかないと評価されたが、プレーンヨーグルト状、マヨネーズ状ゾル試料に比べ、有意に口中でまとまりにくいと評価された。一方、最も硬いマヨネーズ状ゾル試料が有意に口中でかたく、べたつくと

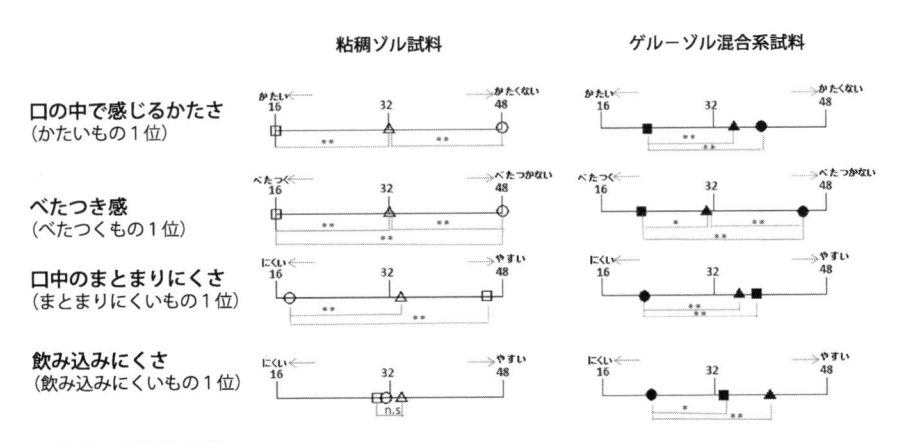

図5 官能評価表
  ○：サラダオイル状ゾル試料、△：プレーンヨーグルト状ゾル試料、
  □：官能評価用マヨネーズ状ゾル試料、
  ●：サラダオイル状ゾル混合試料、▲：プレーンヨーグルト状ゾル混合試料、
  ■：マヨネーズ状ゾル混合試料
  破線：流動性指数（傾き）n=1を示す。

されたが、プレーンヨーグルト状ゾル試料とともに口中ではまとまりやすいと評価された。飲み込みやすさの項目では試料間に有意差は認められなかった。

一方、ゲル―ゾル混合系試料の評価結果では、ゾル部分がマヨネーズ状混合系試料は、有意に口中でかたく、べたつくと評価されたが、プレーンヨーグルト状混合系試料とともに、サラダオイル状混合系試料よりも、有意に口中でまとまりやすく、飲み込みやすいと評価された。

2) 嚥下造影検査

次に、嚥下造影検査について述べる。図6に咽頭期における粘稠ゾル試料食塊、およびゲル―ゾル混合系試料食塊の移動速度を示した。中咽頭から下咽頭間の粘稠ゾル試料の前端速度は硬くなるに従い、遅くなる傾向を示した。一方、中咽頭から下咽頭間の後端速度は、全試料で前端速度よりも遅く、標準偏

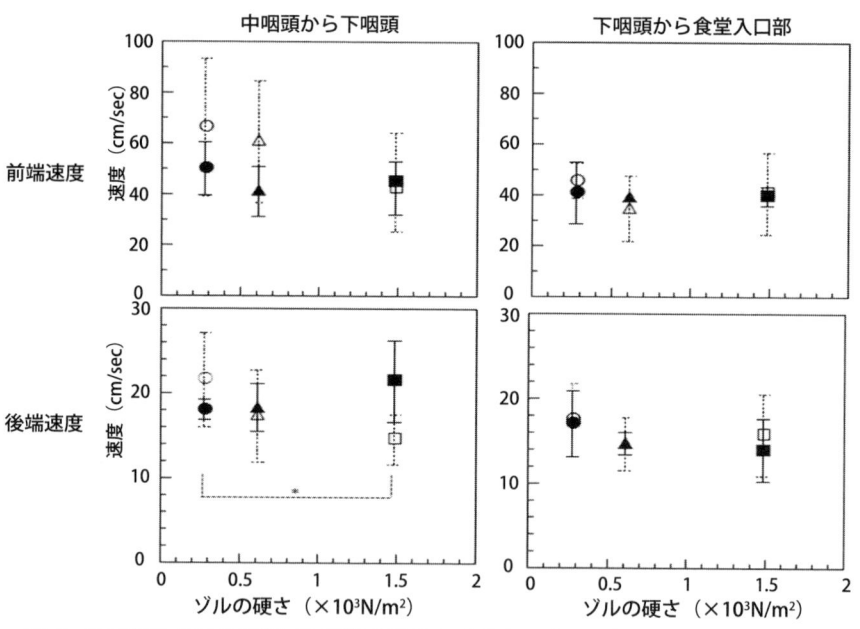

図6 咽頭期における粘稠ゾル試料食塊およびゲル―ゾル混合系試料食塊の移動速度
○：サラダオイル状ゾル試料、△：プレーンヨーグルト状ゾル試料、
□：官能評価用マヨネーズ状ゾル試料、
●：サラダオイル状ゾル混合試料、▲：プレーンヨーグルト状ゾル混合試料、
■：マヨネーズ状ゾル混合試料
破線：流動性指数（傾き）n=1を示す。

差(S.D.)も小さくなった。後端速度は試料間に有意差が認められ、最も硬いマヨネーズ状ゾル試料の後端速度は、最も軟らかいサラダオイル状ゾル試料よりも遅いことが認められた。このことより、山芋とろろにより調製された粘稠ゾル試料食塊の中咽頭から下咽頭間の移動速度には、試料の力学的特性が影響することが示唆された。下咽頭から食道入口部間の粘稠ゾル試料の前端速度、後端速度ともに、中咽頭から下咽頭間の移動速度よりも試料の硬さの影響は小さいものとなった。

ゲル―ゾル混合系試料の中咽頭から下咽頭間の前端速度は、一口量(5 ml)の50%がゲル試料のため、ゾル部分の力学的特性の影響は小さい。また、サラダオイル状およびプレーンヨーグルト状混合系試料の前端速度はおのおのの粘稠ゾル試料に比べ、遅くなる傾向を示した。一方、中咽頭から下咽頭間の混合系試料の後端速度は、粘稠ゾル試料と同様、全試料で前端速度よりも遅く、標準偏差(S.D.)も小さくなった。しかし、混合系試料の後端速度へのゾル部分の力学的特性の影響は認められなかった。下咽頭から食道入口部間の混合系試料の前端速度、後端速度はともに、ゾル部分の力学的特性の影響は小さいものとなった。図7に舌骨が急速前方運動を開始してから、食塊が梨状陥凹に到達するまでの時間すなわち、嚥下反射惹起のタイミングを示した。嚥下反射惹起のタイミングは、粘稠ゾル試料、ゲル―ゾル混合系試料ともに、粘稠ゾル試料(混合系試料の場合、ゾル部分)が硬くなるに従い、は長くなった。ことに粘稠ゾル試料では、一元配置分散分析の結果、試料間に有意差が認められ、サラダオイル状ゾル試料はマヨネーズ状ゾル試料に比べ、嚥下反射惹起のタイミングは有意に短くなった。ま

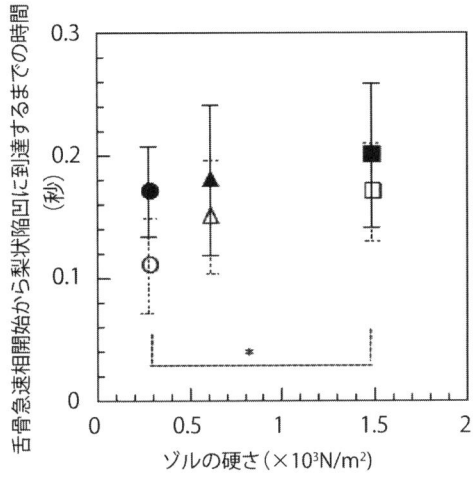

図7 試料食塊の舌骨急速相開始から梨状陥凹に到達するまでの時間
○：サラダオイル状ゾル試料、△：プレーンヨーグルト状ゾル試料、□：マヨネーズゾル試料
●：サラダオイル状ゾル混合系試料、▲：プレーンヨーグルト状ゾル混合系試料、■：マヨネーズ状ゾル混合系試料

た、3段階の粘稠ゾルの硬さのいずれにおいても、嚥下反射惹起のタイミングはゲル—ゾル混合系試料が粘稠ゾル試料よりも長くなる傾向が示された。ゾル試料、ゲル—ゾル混合系試料ともに、嚥下惹起のタイミングは、粘稠ゾル試料（混合系試料ではゾル部分）の力学的特性の影響を受けていることが示唆された。粘稠ゾル試料では、有意にやわらかく、べたつき感が少ないサラダオイル状ゾル試料と有意にかたく、べたつき感が多いマヨネーズ状試料との間に有意差が認められた。すなわち、サラダオイル状ゾル試料の嚥下反射惹起のタイミングは、マヨネーズ状ゾル試料に比べ、有意に短いことが認められた。これらの結果より、軟らかく、ニュートン流体に近く流れやすい性状を有するサラダオイル状ゾル試料は、中咽頭から下咽頭間の移動速度が速く、嚥下反射惹起のタイミングも速いことがわかった。また、ゲル—ゾル混合系試料において有意差は認められなかったが、サラダオイル状ゲル—ゾル混合系試料、プレーンヨーグルト状混合系試料、マヨネーズ状混合系試料とゾル部分が硬くなるに従い、嚥下反射惹起のタイミングが遅くなる傾向を示した。

　図8にゲル部分の咽頭残留（喉頭蓋谷）の状態を示す透視画像を示した。粘稠ゾル試料では、いずれの被験者においても喉頭蓋谷における残留、および誤嚥は認められなかった。しかし、ゲル—ゾル混合系試料では、ゾル部分がサラダオイル状試料で2名、プレーンヨーグルト状試料で1名、嚥下直後、喉頭蓋谷にゲル部分の一部が残留しているのが認められた。ゾル部分がマヨネーズ状程度のゲル—ゾル混合系試料では、喉頭蓋谷にゲル部分の残留は認められなかった。ことにゾル部分がプレーンヨーグルト状の混合系試料でゲルの一部の残留が認められた被験者は、ゾル部分がサラダオイル状でもゲルの一部が喉頭蓋谷に残留していることが認められた。ゾルが最も軟らかく、降伏応力を有していないサラダオイル状混合系試料は、ゾル部分がゲル部分を覆う（まとめる）力がないために、咽頭通過時に食塊中のゲルが喉頭蓋谷に残留しやすくなり、図8が示すように6人の被験者中2人の被験者の嚥下直後の喉頭蓋谷にゲルの残留が認められた。しかし、マヨネーズ状混合系試料では、すべての被験者において、喉頭蓋谷におけるゲルの残留は認められなかった。一方、ゲルの残留が認められたサラダオイル状混合系試料は、官能評価でやわらかく、べたつき感は少ないが、口中でまとまりにくく、飲み込みにくいと評価されている。喉

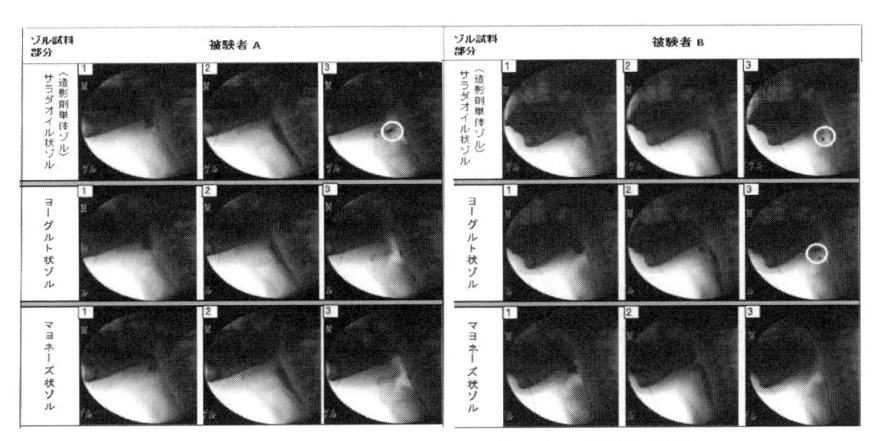

図8　咽頭蓋谷にゲル試料が残留している被験者2名の嚥下造影図

頭蓋谷にゲルの残留が認められたサラダオイル状混合系試料はゾル部分が降伏応力を有していないので、ゲルを覆いまとめる力がないため、テクスチャー特性の硬さがゲルの物性の影響を他の試料よりも大きく受けたことを先に述べた。このことからも、ゲル―ゾル混合系試料では、ゾル部分が降伏応力を有していない、すなわちゲルを覆いまとめる力がないことにより、咽頭通過時に食塊中のゲルが喉頭蓋谷に残留しやすくなるものと推測される。ゾル部分がサラダオイル状の次に軟らかく、降伏応力が小さいプレーンヨーグルト状混合系試料においては、本研究では6人の被験者中1人の喉頭蓋谷にゲルの残留が認められた。マヨネーズ状混合系試料は、ゾル部分の降伏応力が他の2試料に比べ大であるため、口中でまとまりやすく、また、咽頭通過時もばらつかず、ゲルの喉頭蓋谷への残留も認められなかった。この研究では、嚥下造影検査の被験者数が6人と少ないものであった。しかし、少ない被験者による結果においても、4mm立方体程度の刻み食をまとめるのに用いるゾル部分（あん）の物性がサラダオイル状程度では嚥下時に喉頭蓋谷への刻み食の残留の可能性があることが示された。また、4mm程度の大きさの刻み食をまとめる場合、ゾル部分（あん）の硬さを、プレーンヨーグルト程度、マヨネーズ状程度ととろみを付与することで、刻み食の咽頭残留が生じる可能性が低くなるだろうことが推測される。

　嚥下造影検査より得られたその他のパラメーターの結果として、口腔移送時

間（舌の送り込み運動開始時から食塊前端が中咽頭圧センサーに到達するまでの時間）については、ゲル—ゾル混合系試料のゾル部分が硬くなるに従い、移送時間が長くなる傾向を示したが（1.4秒〜2.2秒）、有意差は認められなかった。一方、ゾル試料の口腔移送時間は、いずれの試料も1秒前後を示し、粘稠ゾル試料の硬さによる影響は示されなかった。

❖粘稠なムース状食品の力学的特性、飲み込み特性と舌運動 [11]

嚥下造影検査により、粘稠ゾル試料およびゲル—ゾル混合系試料の咽頭における食塊の挙動について、これまで述べてきた。ここでは、口腔から咽頭にかけての食塊の送り込みに、舌の駆動力を要すると考えられるマッシュポテト程度の硬さを有する比較的硬いムース状試料について、超音波断層法により嚥下時の舌運動について検討した。予備実験で、プレーンヨーグルトからマヨネーズ程度の比較的軟らかいペースト状試料の舌運動を測定したところ、明確な差異が得られなかった。そこで、本研究では、食塊の送り込みに舌の駆動力を要すると考えられる比較的硬いマッシュポテト状の試料を用いて舌運動の測定を行った。

ムース状試料の力学的特性

ここでは、市販のうらごしにんじんにデンプン系、またはグアーガム系の市販とろみ調整食品を添加し、マッシュポテト程度の硬さに調製したムース状試料を用いた。デンプン系とろみ調整食品を添加した試料をデンプン系試料、グアーガム系とろみ調整食品を添加した試料をグアーガム系試料と呼ぶことにする。表6に、2種類の試料の力学的特性を示した。テクスチャー特性である硬さ、付着性、凝集性にデンプン系試料とグアーガム系試料の間の有意差は認められなかった。

試料の流動特性として、降伏応力の測定を行った。ここでは、降伏応力の測定を、バネ緩和法により行った。バネ緩和法は、極めて低いずり速度領域における流動特性の測定に有効であることが報告されている[12]。バネ緩和法は、平行円板回転型粘度計を用い、直径24.4 mmの円板型ローターを用い、ギャップ0.5 mmで測定を行った。ここでは、舌と上顎によって生じる食物の変形

表6　ムース状試料の力学的特性

	硬さ ($\times 10^3$ N/m^2)	付着性 ($\times 10^3$ J/m^3)	凝集性	降伏応力 ($\times 10^2$ N/m^2)
デンプン系試料	5.59 ± 0.49	2.19 ± 0.10	0.92 ± 0.06	2.40 ± 0.21
グアーガム系試料	5.80 ± 0.49	2.12 ± 0.15	0.93 ± 0.05	3.40 ± 0.61
検定	n.s.	n.s.	n.s.	＊＊

＊＊: $p < 0.01$ で有意差あり。n.s.: 有意差なし。

を想定しているため、あえて平行円板型ローターを用いて測定を行った。バネ緩和法による測定は、試料容器に試料を充填したのち、ローターに接続したバネを一定の角度まで巻き上げて、ロックする。ロックを解除することで、ローターはバネのトルクにより駆動し、バネの復元過程を時間 t (s) と残存トルクを粘度計指度 θ (%) として記録する方法である。

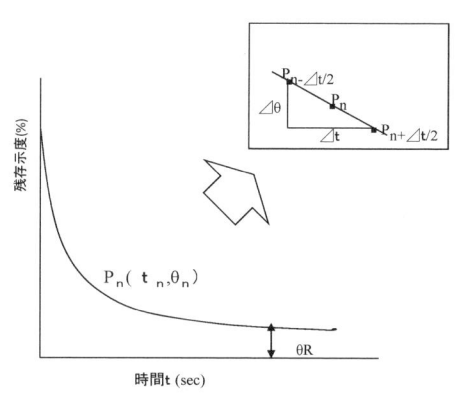

図9　バネ緩和法における代表的な時間―残存指度曲線

代表的なバネ緩和曲線を図9に示した。緩和曲線が平衡になった時に示す残存指度 θR は、ずり速度0におけるずり応力、すなわち降伏応力を示していると考えられる。そこで、以下の式より、降伏応力 Sy を求めた。

$$Sy = K1 \times \theta R$$

なお、上式で用いた K1 はずり応力係数（Pa）である。

とろみ調整食品により、マッシュポテト程度の硬さを有するムース状試料において、テクスチャー特性値に有意な差は認められなかったが、バネ緩和法より得られた降伏応力には、2種の試料間に有意差が認められた（表6）。すなわち、マッシュポテト程度の硬さを有するムース状試料においてグアーガム系試料の降伏応力は、デンプン系試料の降伏応力よりも有意に大きいことが示された。

ムース状試料の官能評価

　評価方法は、シェッフェの一対比較法により、両極5点法を用いた。パネルは、健常な女子大学生20名である。評価項目は、舌触りのなめらかさ、べたつき感、まとまりやすさ、飲み込みやすさ、および口中の残留感である。

　マッシュポテト程度の硬さを有するムース状試料の官能評価の結果は、舌触りのなめらかさ、まとまりやすさには2試料間に有意差は認められなかったが、デンプン系試料はグアーガム系試料に比べ、有意にべたつき感が多く、飲み込みにくく、飲み込んだ後の口中の残留感も多いと評価され、飲み込み特性が劣っていることが認められた。

超音波断層法による嚥下時舌運動の動態解析

　超音波断層法による嚥下時舌運動の動態解析は、大塚の方法[13]に従った。嚥下時における食塊形成のため生じる舌運動の解析結果より、代表的な舌背面の画像をB/Mモードで示したものが図10である。嚥下時に、食塊形成の際生じる舌背正中部の陥凹部を、Mモードで描出した画像より、陥凹深度をa、陥凹時間をbとして求めた。また、Bモードで描出した画像より、陥凹部の斜

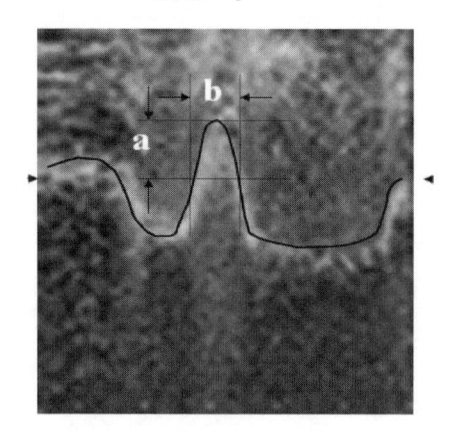

Mモード　　　　　　　　　　　　　**Bモード**

a：陥凹深度(mm)　　　　　　　　　c：陥凹幅径(mm)

b：陥凹時間(秒)

図10　超音波断層法による舌の動態解析

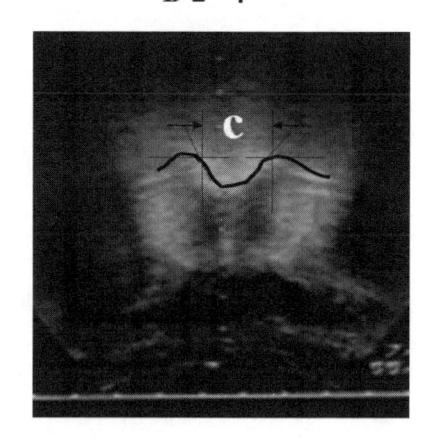

表7　でんぷん系試料とグアーガム系試料の舌の動態解析

被験者	陥凹深度（mm）			陥凹時間（sec）			陥凹幅径（mm）		
	デンプン系試料	グアーガム系試料	検定	デンプン系試料	グアーガム系試料	検定	デンプン系試料	グアーガム系試料	検定
1	19.1±1.2	14.2±1.1	**	0.49±0.04	0.49±0.09	n.s.	13.7±1.5	12.7±2.5	n.s.
2	8.5±2.3	6.0±0.4	*	0.51±0.16	0.27±0.07	**	16.0±2.1	15.2±0.8	n.s.
3	10.6±0.8	7.2±0.6	**	0.39±0.03	0.31±0.02	**	12.7±1.7	15.5±2.8	n.s.
4	14.6±1.9	10.5±0.7	**	0.67±0.06	0.63±0.01	n.s.	12.3±0.5	13.0±1.6	n.s.
5	15.8±0.9	12.8±1.4	*	0.36±0.05	0.34±0.05	n.s.	16.0±2.3	17.9±1.9	n.s.

＊＊：$p<0.01$ で有意差あり。＊：$p<0.05$ で有意差あり。n.s.：有意差なし。

面と舌背の最大豊隆点を結ぶ線分との交点間距離である陥凹幅径をcとして求めた。対象は、官能評価のパネルを含む、顎口腔系の形態および機能に異常の認められない正常咬合を有する21〜33歳までの健常人5名である。被検者は、同一試料について5回の嚥下を行い、その平均値について、比較検討を行った。なお、各試料の供試量は、官能評価と同様一口量5gとした。

　5人の被験者について、試料の嚥下時における陥凹深度、陥凹時間、陥凹幅径の平均値と標準偏差値、および試料間の差の検定結果を表7に示した。陥凹深度は、全ての被験者でデンプン系試料がグアーガム系試料に比べ、有意に深いことが認められた。陥凹時間は、デンプン系試料がグアーガム系試料に比べ、2人の被験者で有意に長いことが認められた。また、陥凹幅径は、2種の試料間に全ての被験者で、有意な差が認められなかった。これらの結果より、マッシュポテト程度の硬さを有するムース状試料において、デンプン系試料がグアーガム系試料に比べ、嚥下時に有意に陥凹深度が深いことが認められ、また陥凹時間は長い傾向にあることが示された。

試料の力学的特性、飲み込み特性と舌運動の関係

　2試料の力学的特性に有意差が認められた降伏応力と嚥下時の舌運動の関係を図11に示した。降伏応力が小であるものほど、陥凹深度が有意に深いことが認められ、陥凹時間は長い傾向を示した。以上の結果より、舌と上顎を使って食物を押すことで、デンプン系試料はグアーガム系試料に比べ、降伏応力が有意に小さいために口中で広がりやすく、また、口中で広がった食物を飲

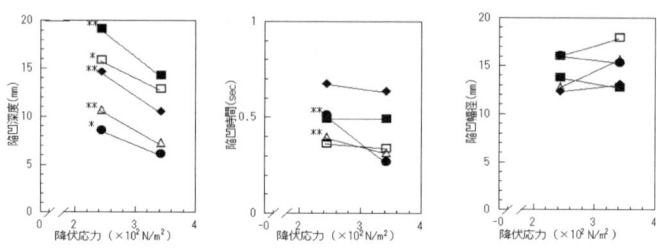

図11 降伏応力と嚥下時の舌運動の関係
　　　■；被験者1，●；被験者2，△；被験者3，◆；被験者4，□；被験者5．
　　　＊；$p<0.05$で有意差あり．＊＊；$p<0.01$で有意差あり．

(a)

(b)

(c)

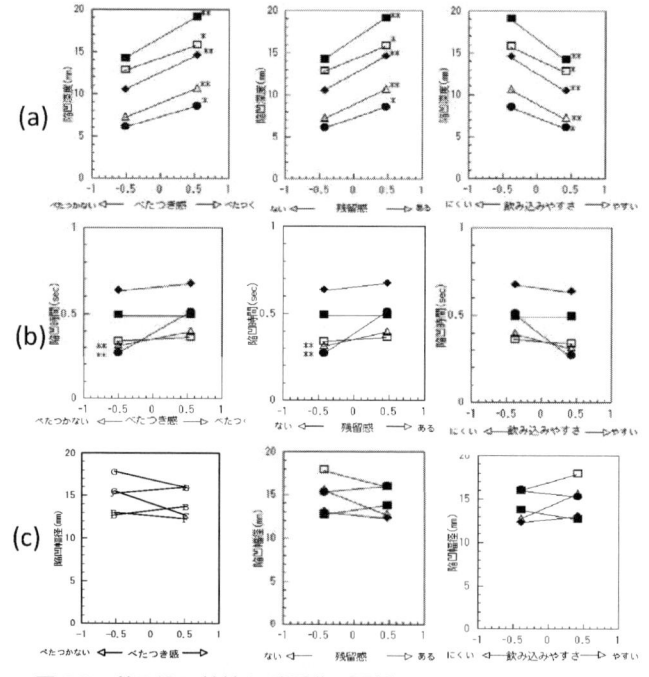

図12 飲み込み特性と舌運動の関係
　　　■；被験者1，●；被験者2，△；被験者3，◆；被験者4，□；被験者5．
　　　＊；$p<0.05$で有意差あり．＊＊；$p<0.01$で有意差あり．

み込みやすい食塊としてまとめるために、嚥下時に舌背の中央部がより深く陥凹し、陥凹している時間も長くなる傾向を示すものと推測される。官能評価より有意な差が認められた飲み込み特性と舌運動の関係を図12に示した。べたつき感と舌運動の関係（a）より、べたつき感のあるものほど、陥凹深度が有意に深いことが認められ、陥凹時間は長い傾向を示している。飲み込みやすさと舌運動の関係（b）より、飲み込みにくいものほど、陥凹深度が有意に深いことが認められ、陥凹時間が長い傾向を示した。口中の残留感と舌運動の関係（c）より、口中の残留感の多いものほど、陥凹深度が有意に深いことが認められ、陥凹時間が長い傾向を示した。以上の結果より、べたつき感があり、飲み込みにくく、飲み込んだ後の残留感も多く感じると評価されたデンプン系試料は、嚥下時に食塊としてまとめるために、グアーガム系試料に比べ、舌背の中央部がより深く陥凹し、また、陥凹している時間も長くなる傾向を示すことがわかった。

　これらの結果から、舌と上顎により生じる変形により、口中で広がりやすい食物であるほど、べたつき感があり、飲み込みにくく、
残留感を感じる。また、このようなペースト状試料は、嚥下時に舌の中央部がより深く陥凹し、陥凹している時間も長くすることにより、咽頭へ送り込むための舌の駆動力を整えていることが示された。

❖調理現場における粘稠液状食品（とろみ）の力学的特性の簡易測定方法 [14]

　ここでは、調理現場などにおいて粘稠液状食品（とろみ）の力学的特性（物理的特性）を、簡便に把握できる方法としてリング法を取り上げ、リング法より得られる広がり係数と粘稠液状食品の力学的特性との関係を解説する。

粘稠液状食品（とろみ）の力学的特性

　この研究で試料に用いた代表的な市販とろみ調整食品4種を、表示原材料名とともに表8に示した。市販とろみ調整食品A（とろみ剤A）の粘稠性発現物質は、表示原材料によると増粘多糖類であるが、メーカーよりの聴取によるとグアーガムである。市販とろみ調整食品B（とろみ剤B）の粘稠性発現物質は、加工デンプンである。市販とろみ調整食品CおよびD（とろみ剤C、D）

表8 試料に用いた市販とろみ調整食品

市販とろみ調整食品	表示原材料名
A	増粘多糖類、デキストリン、デンプン
B	加工デンプン
C	デキストリン、増粘多糖類、塩化カリウム
D	デキストリン、デンプン、増粘多糖類

表9 試料の付着性と凝集性（硬さ $5×10^2$ N/m^2 の場合）

試料名	付着性（$×10$ J/m^2）	検定	凝集性	検定
A	11.67 ± 0.62		0.96 ± 0.02	
B	9.23 ± 0.82	** **	0.97 ± 0.02	** **
C	7.55 ± 0.42	** **	0.87 ± 0.02	** **
D	7.43 ± 0.65		0.86 ± 0.05	

A：グアーガム系とろみ剤試料A、B：デンプン系とろみ剤試料B、
C：キサンタンガム系とろみ剤試料C、D：キサンタンガム系とろみ剤試料D，
平均±標準偏差　n=12

の粘稠性発現物質は、表示原材料によると増粘多糖類であるが、メーカーよりの聴取によるとキサンタンガムが主である。従って、以後、市販とろみ調整食品Aをグアーガム系とろみ剤、市販とろみ調整食品Bをデンプン系とろみ剤、市販とろみ調整食品CおよびDをキサンタンガム系とろみ剤と称することにする。ここではプレーンヨーグルト程度の硬さの範囲である $4×10^2$ N/m^2、$5×10^2$ N/m^2、$6×10^2$ N/m^2 の3段階になるよう、4種類のとろみ調整食品の添加濃度を決定した。20℃に設定した蒸留水に市販とろみ調整食品を振り入れ、手動で60回/分の速さで1分間混合し、30分間放置後試料とした。

1）テクスチャー特性

表9に硬さ $5×10^2$ N/m^2 試料の付着性と凝集性を示した。グアーガム系とろみ剤試料Aの付着性が最も大きく、次いで、デンプン系とろみ剤試料Bとなり、キサンタンガム系とろみ剤試料C、Dの付着性は、他の2試料よりも有意に小さいものとなった。グアーガム系とろみ剤試料A、およびデンプン系とろみ剤試料Bの凝集性は、キサンタンガム系とろみ剤試料C、Dよりも有意に大きい。他の硬さの試料においても、テクスチャー特性は同様の傾向であっ

B形回転粘度計による流動特性

3段階の硬さで同様の傾向を示したので、図13に硬さ$5×10^2$N/m^{2}試料のB形回転粘度計による、回転数と粘度（粘性率）の関係を示した。回転数により得られる粘度が異なっているので、本来ならば図中および文中においてみかけの粘度η appとして示すべきであるが以後省略し、粘度と示すことにする。測定範囲において、グアーガム系とろみ剤試料Aの粘度が最も高く、次いで、キサンタンガム系とろみ剤試料C、Dとなり、最も粘度が低いのはデンプン系とろみ剤試料Bであった。いずれの試料においても、図13が示すように回転数が増加するに従い、粘度は減少した。そこで、回転数の増加に伴う粘度の減少程度を数値化する目的で、(5)式より回転数依存指数 b を設定した。

$$\eta\ app = C_2\ r^{b-1} \quad \cdots \quad (5)$$

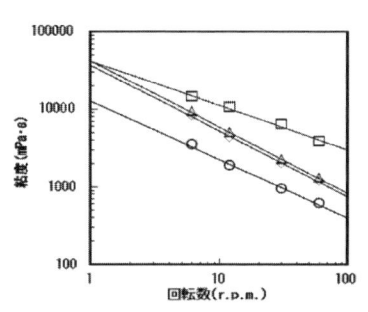

図13 B形回転粘度計より得られた回転数と粘度の関係
($5×10^2$N/m^{2}の硬さの試料)
□：グアーガム系とろみ剤試料A,
○：デンプン系とろみ剤試料B,
△：キサンタンガム系とろみ剤試料C,
◇：キサンタンガム系とろみ剤試料D.

ただし、η appはみかけの粘度、rは回転数およびC_2は定数である。なお、回転数依存指数 b は直線の傾きに1を加えた数字を示し、流動方程式の流動性指数 n に相当する。すなわち、回転数依存指数 b が小さいものほど、回転数の変化に対し粘度は顕著に減少ことになる。すなわち、b が小さいものほど、構造が壊れやすいずり流動化流動が顕著であることを示している。

表10に3段階の硬さにおける4種類の試料の回転数依存指数を示した。いずれの硬さの試料においても、グアーガム系とろみ剤試料Aの回転数依存指数 b は他の3種類の試料に比べ、有意に大となった。

コーンプレート型粘度計による流動特性

3段階の硬さで同様の傾向を示したので、図14に硬さ$5×10^2$N/m^{2}試料のずり速度とずり応力の関係を示した。試料の静置状態に近い物性を示す、ずり速

表10 B形回転粘度計の測定より得られた回転数依存指数

試料名	硬さ（$\times 10^2$ N/m^2）					
	4	検定	5	検定	6	検定
A	0.54±0.03		0.43±0.04		0.38±0.05	
B	0.32±0.03	** **	0.25±0.03	** **	0.20±0.05	** ** *
C	0.20±0.04	** **	0.15±0.03	**	0.14±0.03	**
D	0.18±0.02		0.16±0.02		0.16±0.02	

A：グアーガム系とろみ剤試料A、B：デンプン系とろみ剤試料B、
C：キサンタンガム系とろみ剤試料C、D：キサンタンガム系とろみ剤試料D.
平均±標準偏差　n＝6

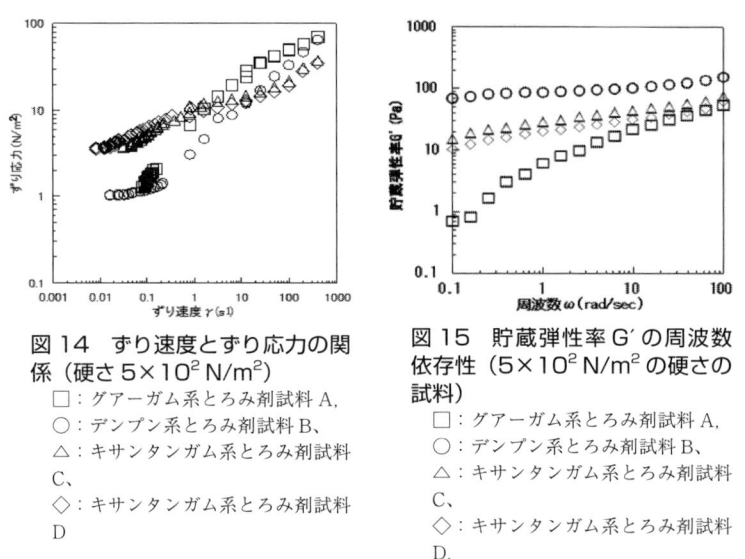

図14　ずり速度とずり応力の関係（硬さ5×10^2 N/m^2）
□：グアーガム系とろみ剤試料A,
○：デンプン系とろみ剤試料B、
△：キサンタンガム系とろみ剤試料C、
◇：キサンタンガム系とろみ剤試料D

図15　貯蔵弾性率G'の周波数依存性（5×10^2 N/m^{2}の硬さの試料）
□：グアーガム系とろみ剤試料A,
○：デンプン系とろみ剤試料B、
△：キサンタンガム系とろみ剤試料C、
◇：キサンタンガム系とろみ剤試料D.

度1（s^{-1}）の低ずり速度領域で、グアーガム系とろみ剤試料Aは他の3種類の試料と異なり、ずり速度の減少とともに、ずり応力も顕著に減少している。一方、デンプン系とろみ剤試料B、およびキサンタンガム系とろみ剤試料C、Dの低ずり速度領域に平坦域が認められる。低ずり速度領域における平坦域の出現は、三次元網目構造の存在を示すものである。

4）　動的粘弾性における周波数依存性

動的粘弾性の周波数依存性は3段階の硬さで同様の傾向を示したので、図15に硬さ5×10^2 N/m^{2}試料の貯蔵弾性率G'の周波数依存性を示した。この図より、グアーガム系とろみ剤試料AのG'の周波数依存性は、他の3種類の試料よりも大きいことがわかる。このことより、グアーガム系とろみ剤試料Aは流れやすいゾルのような構造を示し、一方、デンプン系とろみ剤試料B、キサンタンガム系とろみ剤試料C、Dは弱いゲル構造を示すことがわかった。

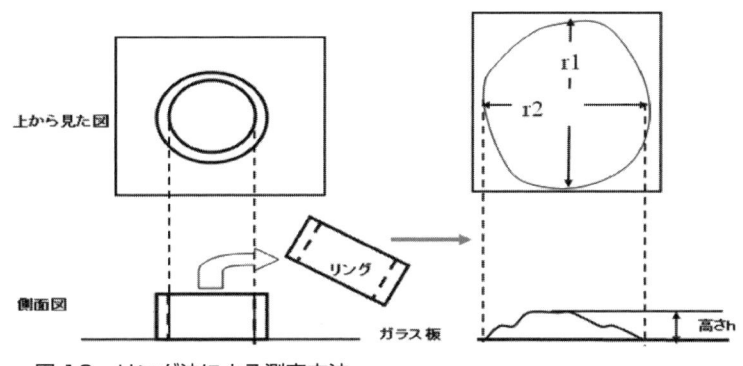

リング法による測定

　リング法による測定方法を図16に示した。測定には、ほぼ相似形の3種類のガラスリングを用いた。すなわち、リング小として内径25 mm, 高さ16 mm（容量7.85 ml）、リング中として内径30 mm, 高さ20 mm（容量14.1 ml）、リング大として内径37 mm, 高さ24 mm（容量25.8 ml）であり、いずれもガラス部分の厚さは2.5 mmである。図16が示すようにガラス板にセットしたリングの容量に合わせて、すり切りで試料を充填した後、リングを上方向に取り除き、試料が一定時間に広がった直径r、および高さhを測定することで、試料の広がりやすさを客観的に測定する方法である。試料のガラス板上における広がりはほぼ正円になっていたが、最も直径の長いr_1とそれに直角に交わる直径r_2を測定し、その平均値をrとして用いた。また、高さhについては、ガラス板から垂直に試料の最も高いところまでの距離を測定した。以下の（1）（2）式より、広がり係数Rを求めた。

図16　リング法による測定方法

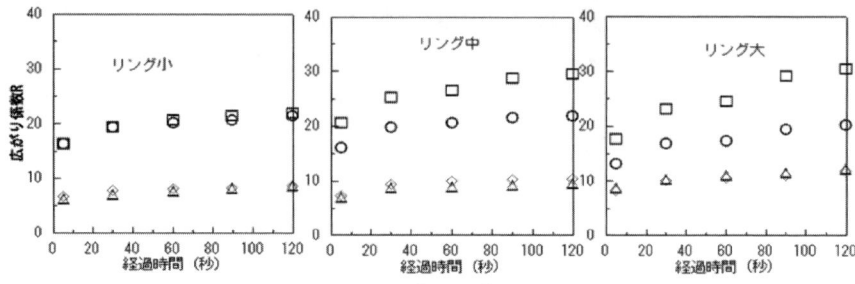

図17 広がり係数の経時変化（$5×10^2$ N/m^2 の硬さの試料）
　□：グアーガム系とろみ剤試料A,
　○：デンプン系とろみ剤試料B,
　△：キサンタンガム系とろみ剤試料C,
　◇：キサンタンガム系とろみ剤試料D.

$$r = (r_1 + r_2)/2 \quad (1)$$
$$広がり係数 R = r/h \quad (2)$$

　広がり係数は、リングを上方向に取り除いた後、5、30、60、90、および120秒後について測定した。測定温度は20±3℃である。リング内壁の付着量は試料を充填したリングから、試料を取り除いた直後のリング内壁に付着した試料量を、重量で測定した。3段階の硬さで同様の傾向を示したので、硬さ$5×10^2$ N/m^2 試料について、リングを取り除いた後の経過時間と広がり係数の関係を、リング小、リング中、リング大で図17に示した。いずれの試料も時間の経過とともに広がり係数は大きくなっている。また、いずれのリングにおいても、4種類の試料のうち、キサンタンガム系とろみ剤試料C,Dの広がり係数は小さく、また類似した広がり係数の経時変化を示した。リング中および大においては、グアーガム系とろみ剤試料Aの広がり係数が最も大きく、次いで、デンプン系とろみ剤試料の順であった。リング小では、グアーガム系とろみ剤試料Aとデンプン系とろみ剤試料Bの広がり係数の経時変化は類似した傾向を示し、リング大および中とは異なった。表11には、硬さ$5×10^2$ N/m^2 試料のリング内壁の付着量について示した。すべてのリングにおいて、キサンタンガム系とろみ剤試料C、Dの付着量は、有意に他の2試料よりも少ないことが認められた。また、リング小および大では、グアーガム系とろみ剤試

表11 リング内壁の付着量（硬さ $5 \times 10^2 \text{N/m}^2$ の場合）

試料名	付着量 (g)					
	リング小	検定	リング中	検定	リング大	検定
A	1.04 ± 0.05		1.42 ± 0.10	*	2.32 ± 0.06	
B	1.09 ± 0.13	**	1.70 ± 0.05	** **	2.53 ± 0.18	** **
C	0.26 ± 0.05	**	0.36 ± 0.03	**	0.63 ± 0.05	**
D	0.26 ± 0.04		0.38 ± 0.02		0.60 ± 0.03	

A：グアーガム系とろみ剤試料A、B：デンプン系とろみ剤試料B、
C：キサンタンガム系とろみ剤試料C、D：キサンタンガム系とろみ剤試料D.
平均±標準偏差　n＝36

料Aとデンプン系とろみ剤試料Bの付着量に有意差は認められなかった。以上の結果より、グアーガム系とろみ剤試料とデンプン系とろみ剤試料の付着量は大きく、キサンタンガム系とろみ剤試料の付着量は小さいことが認められた。

リング法による測定と力学的特性の関係

表11に示したリング内壁の付着量と表9に示した付着性、凝集性の関係をみると、リング内壁の付着量が小さいキサンタンガム系とろみ剤試料C、Dの付着性、凝集性はともに他の2試料よりも小さいことが認められた。ことに、構造の復元力を示すテクスチャー特性の凝集性が大きいグアーガム系とろみ剤試料Aおよびデンプン系とろみ剤試料Bのリング内壁の付着量は大きいものとなり、一方、凝集性の小さいキサンタンガム系とろみ剤試料C、Dの付着量は小さいものとなった。この結果より、リング内壁の付着量を測定することにより、付着性、凝集性の試料間の比較が可能であることが示された。

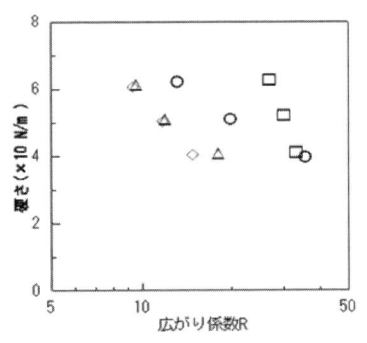

図18　広がり係数と硬さの関係（リング大）
□：グアーガム系とろみ剤試料A,
○：デンプン系とろみ剤試料B,
△：キサンタンガム系とろみ剤試料C,
◇：キサンタンガム系とろみ剤試料D.

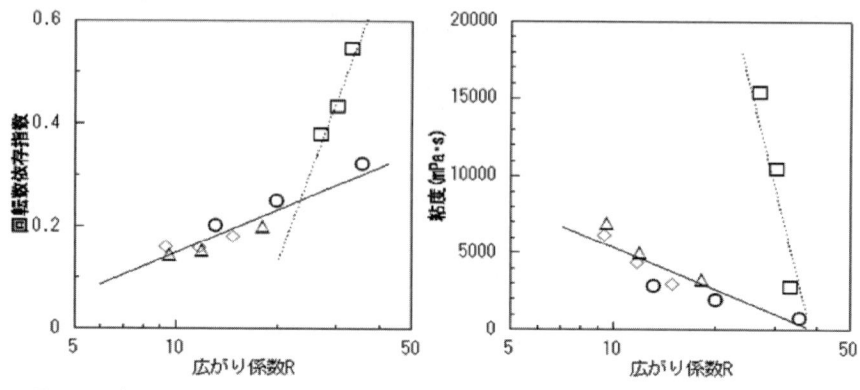

図19 広がり係数と回転数依存指数と粘度の関係（リング大）
□：グアーガム系とろみ剤試料 A．
○：デンプン系とろみ剤試料 B．
△：キサンタンガム系とろみ剤試料 C．
◇：キサンタンガム系とろみ剤試料 D．

　リングの大きさと広がり係数の関係より、リングの容量すなわち試料量が大きいほど、広がり係数に対する表面張力の影響は少ないことが推測されるので、これ以後、リング大の広がり係数と力学的特性の関係について示すことにする。図18にリング大の広がり係数と硬さの関係を示した。粘稠性発現物質の異なる試料ごとに、対数で示した広がり係数と硬さの関係に直線関係が示され、広がり係数が大きくなるに従い、試料は軟らかくなることが示された。しかし、粘稠性発現物質の異なる市販とろみ調整剤試料全体の広がり係数と硬さの関係には、直線関係は認められなかった。このことより、広がり係数より硬さを推測する場合、用いる市販とろみ剤別に検討する必要があると考えられる。

　図19の左図に、リング大の広がり係数と回転数依存指数の関係を示した。ずり流動化流動が大である、すなわち回転数依存指数 b が小であるほど、試料の構造はローターの回転により壊れやすいことを示している。動的粘弾性により弱いゲル構造を示したデンプン系とろみ剤試料 B とキサンタンガム系とろみ剤試料 C、D の回転数依存指数 b は、いずれもグアーガム系とろみ剤試料 A に比べ小さく、グアーガム系とろみ剤試料 A を除く3種類の試料の対数で示した広がり係数と回転数依存指数の間に、高い正の相関関係が認められた

($r=0.932$, $p<0.01$)。一方、ゾルのような構造を示したグアーガム系とろみ剤試料 A の対数で示した広がり係数と回転数依存指数の間には別の直線関係が示された（$R^2=0.950$）。図 19 の右図に、広がり係数と 12 r.p.m における粘度の関係を示した。弱いゲル構造を示したデンプン系とろみ剤試料 B、キサンタンガム系とろみ剤試料 C、D の対数で示した広がり係数と 12 r.p.m における粘度の間に、高い負の相関関係が認められ（$r=-0.902$, $p<0.01$）、広がり係数が大きくなるに従い粘度は小さくなった。しかし、ゾルのような構造を示し、また、他の 3 種類の試料とは別の広がり係数と回転数依存指数の関係を示したグアーガム系とろみ剤試料 A は、対数で示した広がり係数と粘度の間においても、他の試料とは別の直線関係を示した（$R^2=0.954$）。

　周波数依存性の測定において、G′ が顕著な周波数依存性を示すことよりゾルのような構造を示すグアーガム系とろみ剤試料 A の回転数依存指数が他の試料よりも大であることより、ずり流動化流動は小さいものとなった。このことより、グアーガム系とろみ剤試料 A の粘度は他の 3 種類の試料よりも、B 形回転粘度計の回転による影響を受けにくいことが推測される。一方、周波数依存測定により、弱いゲル構造を示し、回転数依存指数がグアーガム系とろみ剤試料 A より有意に小さく、ずり流動化流動が大であるデンプン系とろみ剤試料 B やキサンタンガム系とろみ剤試料 C, D の粘度は、B 形回転粘度計の回転による影響を受けやすいことが示された。これは、ローターの回転により、デンプン系とろみ剤試料 B やキサンタンガム系とろみ剤試料 C, D の弱いゲル構造が壊されることで、急激に粘度が減少するものと考えられる。B 形回転粘度計のように、大きな回転による変形を加えないリング法による測定は、リングを除いた後の試料の自重によるゆるやかな変形なので、構造が壊されることが少ないと考えられる。従って、弱いゲル構造の存在が示されたことで、グアーガム系とろみ剤試料 A よりも有意に回転数依存指数が小さく、ずり流動化流動が大きいデンプン系とろみ剤試料 B やキサンタンガム系とろみ剤試料 C, D のリング法による広がり係数は、小さくなるものと考えられる。このことにより、グアーガム系とろみ剤試料の広がり係数と回転数依存指数、および 12 r.p.m における粘度の関係が、デンプン系とろみ剤試料、キサンタンガム系とろみ剤試料とは異なるものと考える。

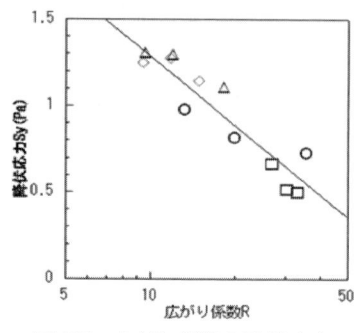

図20 広がり係数と降伏応力の関係（リング大）
□：グアーガム系とろみ剤試料A,
○：デンプン系とろみ剤試料B,
△：キサンタンガム系とろみ剤試料C,
◇：キサンタンガム系とろみ剤試料D.

次に広がり係数とコーンプレート型粘度計による流動特性の関係について、述べる。ずり速度1（s^{-1}）以下の低ずり速度領域のずり速度とずり応力の関係にCassonの関係式を適用して、降伏応力を算出した。その結果、対数で示した広がり係数と高い負の相関関係が認められたのは、ばね緩和法により測定した超低ずり速度より得られた降伏応力であった（$r = -0.942, p < 0.01$）（図20）。B形回転粘度計測定より、回転数依存指数が他の3試料よりも有意に大であることが認められ、動的粘弾性の測定よりゾル構造を示したグアーガム系とろみ剤試料Aの降伏応力は小さく、広がり係数は大きいものとなった。また、降伏応力と広がり係数の関係は狭い領域に分布した。一方、B形回転粘度計測定より、回転数依存指数が他の2試料よりも有意に小であることが認められ、また動的粘弾性の測定より弱いゲル構造を示したキサンタンガム系とろみ剤試料C、Dの降伏応力は大きく、広がり係数は小さいものとなった。降伏応力とリング法の広がり係数との間に、高い相関関係が得られたことより、リング法による広がり係数は、試料の静置状態に近い物性を示すと考えられる。また、3.1.3 粘稠なムース状食品の力学的特性、飲み込み特性と舌運動では、降伏応力の小さい粘稠液状食品であるほど口中で広がりやすいために、食塊形成の際に生じる舌背正中部の陥凹深度を深くする必要が生じ、飲み込みにくくなることを報告した。この結果と本研究の結果を併せて考えると、広がり係数が大きいものは、口中でまとめにくく飲み込みにくい粘稠液状食品であることが推測される。以上の結果より、均一な粘稠液状食品について、圧縮速度10 mm/sec、圧縮率66.7%における硬さ、およびB形回転粘度計の12 r.p.m.における粘度を、簡便な測定法であるリング法より得られる広がり係数から、推測可能であることが示された。加えて、本研究において、食塊形成時の舌背正中部の変形に影響する、降伏応力と広がりやすさの関係も示された。これらのことからも、市販とろみ調整食品の粘稠性

発現物質を正しく認識することが、より正確にリング法により、テクスチャー特性、流動特性のような力学的特性値を推測するのに重要であると考える。また、ここでの結果を基礎として、調理現場でリング法により、液状食品のとろみの程度を管理できるのではないかと考える。

【参考文献】

1) Takahashi,T., Nitoh,T., Tayama,N., Kawano, A., Ogoshi,H..:Effects of physical properties and oral perception on transit speed and passing time of semiliquid foods from the mid-pharynx to the hypopharynx、Journal of Texture Studies, 33（6）, 585-598, 2003.
2) Dodds, W. J., Kahrilas, P. J., Dent, J.: Consideration about pharyngeal manometry, Dysphagia, 1, 209-214,1987.
3) Dua, K.S., Ren, J., Xie, P., Shaker, R.: Coordination of deglutitive glottal function and pharyngeal bolus transit during normal eating, Gastroenterology, 112, 73-83, 1997.
4) Hiiemae, K., Palmer, J.: Foods transport and bolus formation during complete feeding sequences on foods of difficult initial consistency, Dysphagia 14, 31-42, 1999.
5) Yokoyama, M., Mitomi, N., Tezuka, K. and Tayama, N.: Study of normal swallowing by simultaneous video recording of fluoroscopy and manometry, J. Jpn. Bronchoesophagol.Soc., 49, 249-258, 1998.
Quintessence, 45-52, 1981.
6) Kharilas J, Lin S, Logemann A, Ergun A, Facchini F: Deglutitive tongue action: Volume accommodation and bolus propulsion. Gastroenterology, 104: 152-162, 1993.
7) 高橋智子、二藤隆春、小野江茉莉、田山二朗、大越ひろ：とろろを用いたゲル-ゾル混合系食物の物性、食べやすさ、および咽頭相における嚥下動態、日摂食嚥下リハ会誌掲載予定。
8) 岸喜代美、高戸良之、大越ひろ他：高齢者・病院で提供されている食事の形態現状、Sidax Research、6、33-37、2006。
9) 中濱信子、大越ひろ、森高初恵：おいしさのレオロジー、pp. 76-78、弘学出版、川崎、1997。
10) 中濱信子、大越ひろ、森高初恵：おいしさのレオロジー、pp. 36-37、弘学出版、川崎、1997。
11) 高橋智子、川野亜紀、大越ひろ、大塚義顕、向井美恵：極めて粘稠なムース状食品の力学的特性、飲み込み特性と舌運動の関係、日摂食嚥下リハ会誌 4、3-10、2000。
12) 五十嵐秀明：セメントスラリー「分散系レオロジーと分散化技術」（梶内俊夫・薄井洋基編集）pp. 207-230、信山サイテック、東京、1991。
13) 大塚義顕：超音波による舌矢状断描出法の検討、障歯誌、15、3-12、1994。
14) 高橋智子、大須賀彰子、川野亜紀、大越ひろ：リング法を用いた粘稠液状食品の簡便な物性評価の有効性-機器測定による物性評価との関係-、栄養学雑誌、65（3）、

113-122、2007。

2　市販されているとろみ調整食品の特徴

玉木　有子

❖はじめに

　粘度がついていない液体は気管に誤嚥しやすく、とろみをつけることで誤嚥しにくくなることは広く認識されている。そのため、とろみづけは嚥下障害がある人に対して飲み込みやすくむせにくくするための工夫の一つといえる。とろみをつける食品は、近年多数市販されているが、食事提供者（利用者）が安易に多用することによって生じる弊害も少なくない。次々に新しい製品が販売され、市場に増えつつある一方で、原材料や特徴の違いが不明瞭なことも多く、利用者が適した商品を選択することは容易とはいえない。また、詳細が不明なまま食品として用いることは、利用する側にとっては不安な点も多いと考えられる。そこで、とろみ調整食品として市場に流通している製品を調べ、特徴をまとめることにした。

❖とろみをつける食品

　とろみをつける食品は、調理においてはデンプン系食材（片栗粉、葛粉、コーンスターチ、小麦粉など）が古くから用いられ、日常的に利用されてきたといえる。これらは水を加えて加熱するとデンプン粒が膨らんで糊状になる性質を利用して液状食品にとろみをつける。しかし、デンプン粒が最大に膨らんだ後も加熱を続けるとブレークダウン（糊化デンプンの崩壊）を起こし、とろみが失われる性質も併せ持つ。この性質はデンプンの種類によっては異なり、ジャガイモやサツマイモ、葛のような地下デンプンと、米や小麦、トウモロコシなどの地上デンプンで調理特性が異なる。

　地下デンプンの特徴は、強いとろみがつけられ、しかも透明感があるため料理の見た目を損なわない点である。欠点はとろみが出た後に加熱を続けるとブ

レークダウンを起こしやすい点である。これに対し、地上デンプンはとろみがつきにくい上に、透明感が低く白濁した仕上がりになる。しかし、加熱を続けてもとろみが安定している点が特徴といえる。

　一般的には、あんかけ料理やかき玉汁などを作るときに水で溶いた片栗粉を料理に添加し、加熱することによってとろみづけされることが多い。また、葛粉を水に溶かし、好みで砂糖や生姜、抹茶などを加えて、火にかけ丁寧に練り上げたものが葛湯であるが、葛湯はとろみがあり消化も良いため、昔から病み上がりの際の食事（回復食）や高齢者の水分補給（介護食）、赤ちゃんの離乳食などとして用いられてきた。このように、日常的にとろみがつく食品は機能性を活かした利用がなされてきたが、近年、手軽にとろみがつけられる代替え食品（とろみ調整食品）の開発が進み、ここ数年で続々と流通されるようになった。

　新たに開発されたとろみ調整食品の最大の特徴は、従来のデンプン系食材とは異なり加熱調理が不要、という点である。液体の温度に関わらず、液状食品に添加してかき混ぜるだけで好みのとろみづけが可能な製品が開発されている。また、主原料もデンプン系の素材から増粘多糖類系へと改良がなされ、唾液中の酵素の影響を受けにくく、味や風味を損なうことなく、べたつきにくいなどの製品もある。その他、利用者が使用しやすいように、メーカー各社が新製品を続々と開発している。

❖とろみ調整食品の種類

　とろみ調整食品は数多くの製品があり、メーカー毎に製品の種類は様々である。現在では、50種類以上が販売されている。その一例として、市販されているとろみ調整食品の原材料と特徴、栄養成分、市場参考価格等を企業別に付表にまとめて記した（平成23年11月現在）。

　原材料を見比べてみると、類似した製品が多いことが確認できる。そのため、複数メーカーの製品を利便性の観点から比較検討しようとしても、原材料表示が同じような製品の中から特性を区別することはおよそ困難といえる。また、原材料の成分、栄養成分が全く同じで、業務用向けかあるいは一般家庭用向けか、という点だけで商品名が異なるものも存在する。調べた中では、これ

らの製品はパッケージが同じで商品名だけが異なっている場合があり、商品名だけでは違いが区別できない製品も認められた。それゆえ、実際に商品あるいはパンフレット等を手にとって確認したり、あるいは、メーカーに直接問い合わせて確認したりすることも必要となっている。

❖とろみ調整食品の原材料

　原材料表示から食品にとろみをつける材料（成分）を取り上げると、デンプン（加工デンプン）や増粘多糖類になる。

　とろみ調整食品で用いられるデンプン（加工デンプン）とは、天然デンプンに物理的・化学的な加工を施し、さまざまな機能を付加したものになる。通常、天然デンプンを溶解するためには加熱調理操作が必要となるが、原材料となっているデンプンは液状食品に加えるだけで簡単にとろみがつくように加工されている（アルファー化デンプン）。他にも、酸化剤処理を施し低粘性、皮膜性を向上させた酸化デンプンや離水減少や硬化防止の特徴があるエステル化デンプン、耐熱性や耐酸性を向上させた架橋デンプンなど、様々な機能を付加したデンプンが利用されているが、これらは総じて、デンプン（加工デンプン）と称される。同じデンプンを原材料にした製品であっても特性が異なるのは、このような処理の違いによるものと考えられる。

　増粘多糖類とは水に溶けて粘稠性を発現する多糖類のことであり、食品衛生法の上では、「増粘安定剤の用途で2種類以上の多糖類を併用した場合には、用途名と個別の物質名は簡略して、『増粘多糖類』とだけ表示して良い」とされているため、増粘多糖類の詳細（個別の物質名）は表示されていないことが多い。一部メーカーにおいては、個別の物質名（キサンタンガム、カラギーナンなど）を表記している製品もあるが、一方で、原材料自体が非公開になっているものもある。しかし、食品として口にするものであるため、利用に際し原材料が不明のものについてはメーカーに問い合わせてから利用することも大切である。

　この他に、溶解性や粘性を向上させる成分（主にデキストリン）や増粘多糖類の機能を調整する成分が含まれている。また、機能性成分（キシロオリゴ糖）を付加した商品も発売されている。

表1　とろみを発現する主原料が異なる種類の特徴

分類	デンプン系	グァーガム系	キサンタンガム系	カラギーナン系
物性	ぽたっと	糸を引く	するっと	べたつき少ない
利点	ミキサー食に形を付けるのに適す	少量でとろみがつく。多くのものにとろみが付けられる。	透明感がある。風味がよい。べたつかない。粘度の発現が早い	乳製品や濃厚流動食に適している。
欠点	添加量が多い。でん粉ぽい物性とでん粉臭がする。唾液で粘度が下がる。	風味がやや悪い。ややべたつく。粘度の発現が遅い。	高い粘度を得るのにはグアーガムより添加量が多く必要。	たんぱく質を含まない食品にはとろみがつきにくい。
添加量	＋＋＋	＋	＋＋	＋＋
価格	＋＋	＋	＋＋＋	＋＋

【添加量】少量：＋＜多量：＋＋＋、【価　格】安価：＋＜高価：＋＋＋

❖とろみ成分の種類と特徴

　製品のパンフレットに記載されている情報をもとにメーカー各社へ問い合わせを行った結果、現在商品化されている製品のとろみを発現させる主原料の種類は、デンプン系、グァーガム系、キサンタンガム系、カラギーナン系におおまかに分類された。全ての製品に当てはまるというわけではないと思われるが、主な特徴を表1にまとめた。

デンプン系製品の特徴

　デンプン系の製品は、デンプン単独の製品とデンプンと増粘多糖類が混合された製品が販売されている。デンプンとともに混在する増粘多糖類の種類としては、グァーガムが主原料のものが多く、中にはキサンタンガムを主原料とするものやグァーガムとキサンタンガムの混合系が混在した製品もある。

　とろみ調整食品の中で、デンプン系製品がもつ優れた特徴としては、エネルギー補給ができる点が挙げられる。また、他の主原料の製品に比べてとろみがつきにくいため使用する添加量が多くなることや、唾液による粘度低下を生じる特徴も併せ持つ。そのため、嚥下に時間を要する対象者へ提供する際は注意

が必要といえる。

グァーガム系製品の特徴
　グァーガム系の製品は、冷水に溶けやすく、曳糸性（糸を引く性質）を持ったとろみの特徴がある。温水ではダマになりやすく、ダマになったガム質は溶けにくい。また、わずかに不溶性たんぱく質と低純度のセルロースを含んでいるため、水溶液は白く不透明になる場合が多い。グァーガムは人間の消化酵素では分解されないため、食物繊維としての効果があり、コレステロールの低下、便通改善作用などの効果も期待されるが、グァーガムは少量で高粘度が出るため、生理活性を得るほど食品に添加することは難しい。むしろ、過剰に添加しすぎないように注意する必要がある。

キサンタンガム系製品の特徴
　キサンタンガム系の製品は、溶解後の溶液が透明で味や風味を損なわず、他の主原料の製品に比べて嗜好面が改善されている特徴がある。しかし、非常に水和しやすいため、水に溶かすときに注意しないとダマになりやすく、一度ダマになったキサンタンガムは溶かしにくいという欠点もある。また、塩分を含む液体に添加する場合は最高粘度に達するまでに時間がかかるため粘度管理が難しい欠点もある。このようなことから、粉末状と顆粒状の製品が販売されているおり、それぞれの特徴を把握して利用することで作業効率、粘度管理の改善が期待される。粒度の細かい粉末状の製品を用いると膨潤が速く、最高粘度に達するのも速いが、ダマになりやすく、逆に、分散は粒度の粗い方がよいため、顆粒状の製品を使用するとダマにならず作業はしやすい。ただし、とろみが安定するまでの時間はかかる。製品によって特徴が異なるが、キサンタンガムを主原料とする製品は欠点を改善するための材料が混合されている場合が多いため、相対的にグァーガム製品に比べて使用量が多くなる傾向がある。

カラギーナン系製品の特徴
　カラギーナン系の製品は、たんぱく質反応性のゲル化能、粘稠性の特徴があり、他の系統のとろみ調整食品に比べて乳製品へのとろみづけが容易になって

いる。逆にいえば、たんぱく質を含まない液状食品にはとろみがつきにくいため、水やお茶などには適さないといえる。従来のとろみ調整食品は牛乳や濃厚流動食にとろみがつきにくいものが多く、とろみがつけられる製品の場合も調整に工夫が必要であったが、カラギーナンを含む製品が発売されたことで、牛乳や濃厚流動食へのとろみづけが手軽になった。一方で、とろみづけを行う液状食品の特徴によって、とろみ調整食品を使い分ける必要があることは利用者からすると不便ともいえる。目的に合わせて複数の製品をそろえることは利便性の面では優れないことから、メーカー各社が改良に取り組み、最近では、水やお茶、牛乳や濃厚流動食の双方に使用可能な製品が市場に登場しつつある。

❖計量の注意点

　各製品には、メーカー各社が推奨する使用量の目安が記されている。調理器具を用いた計量の目安としては、小さじ（5 ml）や大さじ（15 ml）、付属の専用スプーンで量った場合の目安重量が表記されている。計量することは一定の使用量の共通化が図れるので重要なことである。しかし、製品に記されている重量と容量が異なる製品も一部存在しており、特に、同製品で顆粒か微粉末の違いによっても計量に差がみられ、使用量の共通化を図る場合には、統一基準を確認しておくことが大切である。

　付表1に示したとろみ調整食品の原材料と特徴には、メーカー各社が記載した目安量と、写真に示すような計量スプーン（香川栄養学園オリジナル）と秤（小数点1位までのポケットスケール（DRETEC PS-030））を用いて実測できた製品について、その値を〈　〉内に示した。

　実施に計量してみると、パッケージに表示された値と2倍も異なる量を示した製品もあった。メーカーに問い合わせたところ、商品の粉末の形状や計量する道具によってすり切りの際に誤差が生じ、値が異なる場合があるため、計量スプーンの容量で量った重量ではなく、秤で量った値を推奨しているとのことであった。このことからも計量による誤差を軽減する工夫が必要といえる。特に、少量でとろみがつく製品の需要は経済性の面から要望があるが、わずかな使用量の違いでとろみの程度が左右されることから、同製品を複数が利用する場合は、より慎重に、計量方法の基準を決定する必要がある。

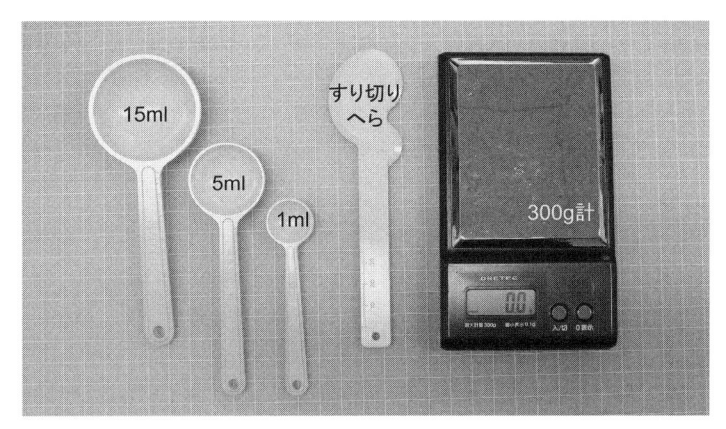

写真　本稿で計測に用いた計量スプーンとヘラおよびポケットスケールの外観

　また、個包装されている製品も実際に重量を量ってみるとパッケージに記載されている重量よりも0.1〜0.2g程度多いことが判明した。繰り返しになるが、少量でとろみがつく製品については、わずかな使用量の違いでもとろみの程度に違いが生じるため、使用量の目安の共通化を図る際には充分に確認する必要があるといえる。

❖とろみの目安、表示

　日本介護食品協議会では、協議会に加盟しているメーカーの製品については、ユニバーサルデザインフード自主規格において、とろみ調整食品のとろみの目安の統一表示を推奨してきた。付表4に掲載した企業17社中では7社（平成23年9月現在HP掲載会員企業：キユーピー株式会社、株式会社クリニコ、日清オイリオグループ株式会社、株式会社フードケア、ホリカフーズ株式会社、株式会社明治、和光堂株式会社）が加盟しているが、その他多くの加盟していないメーカー各社も自主規格によってとろみの目安表示を行っている。

　日本介護食品協議会が推奨するとろみの目安は、とろみの強さについてかたさ（N/m^2）の目安と、とろみのイメージにあった食品の状態（フレンチドレッシング状、とんかつソース状、ケッチャップ状、マヨネーズ状）を段階的に記載しとろみのイメージ図と併せて使用量の目安を記載している（図1）。

とろみの強さ	＋＋＋＋	＋＋＋＋	＋＋＋＋	＋＋＋＋
かたさの目安 （N/㎡）	〜200	200〜400	400〜700	700〜
とろみのイメージ	フレンチ ドレッシング状	とんかつソース状	ケチャップ状	マヨネーズ状
イメージ図	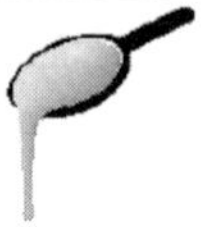	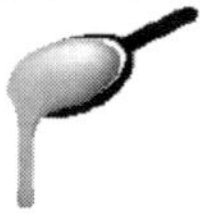	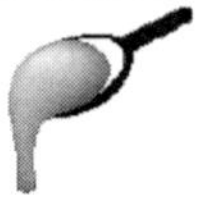	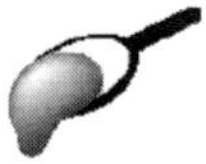
使用量の目安	1 g	2 g	3 g	

図１　日本介護食品協議会推奨「とろみ表現の目安」（平成 20 年 10 月より運用開始）
出典）日本缶詰協会：缶詰時報「日本介護食品協議会コーナー」Vol. 89、No. 9、34-36（2010）

　自主規格で表示しているメーカーも類似の記載ではあるが、「かたさ（N/m^2）」の目安の代わりに「粘度（mPa・s）」を目安にしているものもある。どちらかというと「とろみ＝粘度」というイメージがあるかもしれない。しかし、「かたさ」と「粘度」の関係については、相関性があることが認められており、むしろ、粘度測定が不安定であってもかたさの指標は安定している場合が多い。そのため、「かたさ」をとろみ表現の目安に採用している製品が多いようである。ユニバーサルデザインフード自主規格においても「かたさの目安」を採用している。

　このように、粘度表示が困難な理由の一つとして、とろみは温度や時間経過とともに次第に増加する傾向があり、粘度を測定する場合、安定までに時間がかかることがあげられる。にもかかわらず、一部のメーカーでは、とろみのイメージとなる食品とともに粘度表示をしている製品もある。これらは、温度依存、時間依存が少ないという利点をアピールした製品ともいえる。一度に複数の食事にとろみ調整するような場合は、食事提供までに時間がかかるため、最初にとろみ調整した食事と最後にとろみを調整した食事ではとろみの程度が異なる問題が発生する。このような場合に粘度変化の小さい製品を用いることで安定したとろみづけが可能となるため、とろみ調整食品を選ぶ際に、とろみの目安として粘度表示がされている製品を選択することも有効といえる。

　とろみをイメージするモデル食品としては、ポタージュ状やヨーグルト状、ハチミツ状、コンデンスミルク状などなど、メーカー各社各様にイメージしや

すい食品の状態を記載している。そのため、製品毎の使用量のとろみの目安を比較することは難しく、利用者にとっては不便である。また、イメージするとろみの目安は、利用者毎に個人差があると考えられる。このような現状は共通化を図る上で改善する必要性があり、使用量の目安の統一基準を設ける取り組みがなされている。日本介護食品協議会は、平成23年6月にユニバーサルデザインフード自主規格を改訂し、その中で、「とろみ調整食品のとろみ表現に関する自主基準」を明記し、表現の統一を目指している。一方で、日本介護食品協議会に加盟していないメーカー各社の取り組みも盛んであるため、本稿においては、とろみをイメージする目安を基準とした使用量を示すことは控えた。代わりに、液状食品100 ml当たりの使用量の目安として、メーカー各社が推奨するとろみ調整食品の使用許容範囲を付表1に掲載することとした。

メーカーの取り組み一例：LSTを用いたとろみの目安

サラヤ株式会社では、とろみの程度を数値化する取り組みとして、LST (Line Spread Test) を使った簡単とろみ測定板を発売している。測定方法は、同心円状の輪が記されたとろみ測定板にとろみのついた溶液を流し、一定時間に広がる距離（数値）を読み取ることによって「とろみの程度」を数値化するものである。

先に記したように、とろみの程度は他の物性値（かたさや粘度）を指標に自主規格として用いているメーカーがある。LSTを用いたとろみの目安と他の物性値との関係は表2に示す通りである（サラヤ株式会社測定データ引用）。LSTの測定値と粘度、かたさ、付着性との関係を散布図に示すとともに、各測定値を基にクラスター分析によりとろみの目安の分類を試みた（図2）。

解析の結果、「ポタージュ」または「とんかつソース」は、測定値から分類できず、似通ったとろみの目安であるといえる。製品の使用量としては、とろみ名人1.5％濃度が同区分に分類された。さらに、とろみ名人の添加濃度が高くなるにつれて「フレンチドレッシング（2.0〜2.5％）」、「ヨーグルト（3.0〜3.5）」程度のとろみの目安が該当し、「ケチャップ」や「はちみつ」のとろみに該当するものは分類されなかった。また、LST値だけを比較すると、「はつみつ」は「フレンチドレッシング」と「ヨーグルト」の値の間といえるが、粘

表2　LSTと他の物性との関係（とろみ名人：とろみ調整食品）

試料	単位	LST (mm)	粘度 (mPa・s)	かたさ (N/m²)	付着性 (J/m³)
ポタージュ（粉）		43	900	180	6
ポタージュ（レトルト）		42	3100	240	16
とんかつソース		42	3100	240	27
フレンチドレッシング		38	2800	220	24
ヨーグルト		31	5000	430	110
ケチャップ		24	19000	700	230
はちみつ		34	21000	980	300
とろみ名人 1.5%（緑茶）		40	1500	200	19
とろみ名人 2.0%（緑茶）		37	2800	240	30
とろみ名人 2.5%（緑茶）		34	4000	280	40
とろみ名人 3.0%（緑茶）		31	5200	330	46
とろみ名人 3.5%（緑茶）		29	6600	410	67

引用：サラヤ株式会社制作、簡単とろみ測定板掲載情報
LST：直径 30 mm のリングを用いて 30 秒間に広がった距離
粘度：B 型粘度計（回転数：12 rpm）
とろみ名人（キサンタンガム系増粘多糖類を主原料としたとろみ調整食品〈サラヤ株式会社〉）を緑茶に添加した場合の濃度（温度記載なし）

度やかたさ、付着性は全く異なり、LST の測定だけは複数の食品を比較することには限界があることがわかる。ちなみに、とろみ名人の使用方法（使用量の目安）の表示では、とろみをイメージする食品は 3 段階（ポタージュ状、ヨーグルト状、ジャム状）が表示されているが、液状食品の温度の違いによって添加量の目安が異なっている。とろみをイメージする食品が同じでもとろみ調整食品を添加する液体の種類や温度によって使用量が異なり、低温より高温の食品に添加する方が使用量が多くなっているため、同製品のとろみの目安を確認する場合も情報の共有に当たっては統一した基準を細かく決定しておく必要性がある。

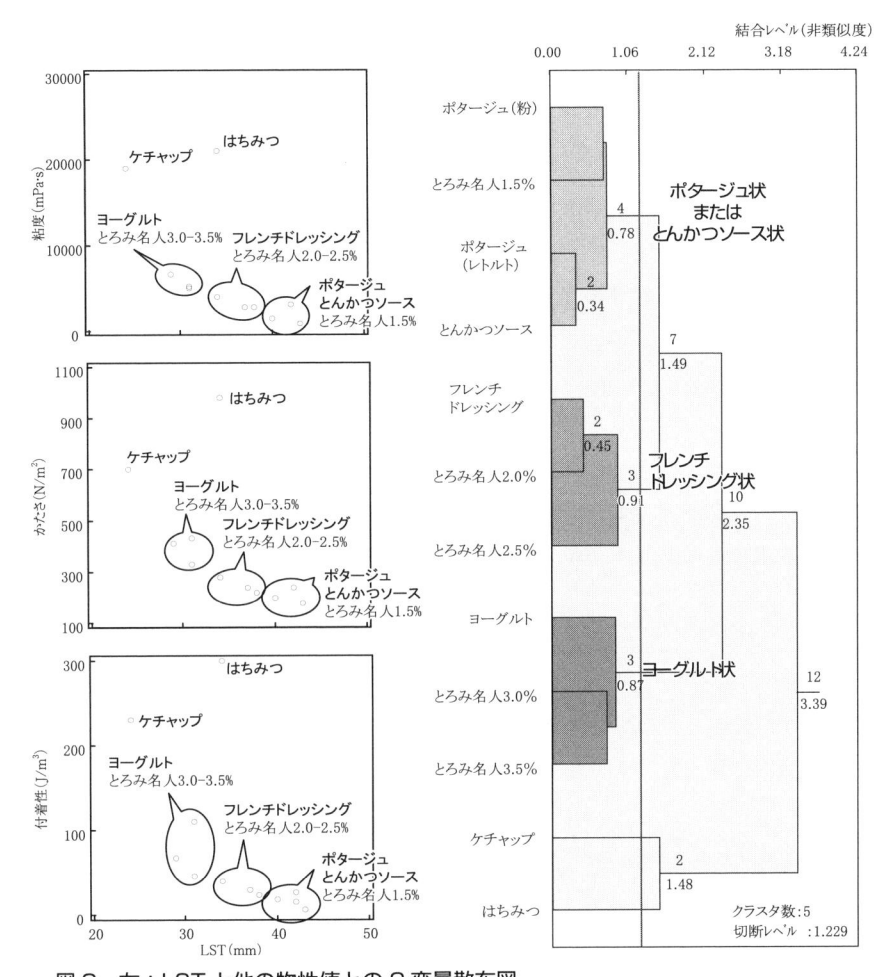

図2　左：LSTと他の物性値との2変量散布図
　　　右：クラスター分析（サンプルの分類、標準化あり、ウォード法、ユークリッド距離、平方根変換あり）による試料の分類

〈サラヤ株式会社測定データを基に解析〉

❖栄養成分

　液状食品に手軽にとろみがつけられるため、慣れてしまえば誤嚥予防としてとろみ調整食品が多用されることも予想される。しかし、エネルギー補給となる糖質や食物繊維、ナトリウムやカリウムといった栄養成分も含まれるため、

食事制限や栄養管理が必要とされる場合には考慮する必要がある。参考までに市販されている各製品の栄養成分を付表2に示した。

平成8年5月から食品の栄養表示基準が設けられ、栄養表示を行う場合、食塩量表示に代わってナトリウム量を表示することとなっている。とろみ調整食品の多くもこの栄養表示基準に従って記載されているものが多いが、食塩相当量に換算すると塩分が多く含まれている商品もあるので塩分制限を行っている対象者への利用は注意が必要である。また、とろみをつけることにより、味を弱く感じることがあり、気づかぬうちに塩分を過剰に摂取してしまう可能性も示唆される。使用するとろみ調整食品の成分によっては甘味を抑制するものもあるため、食事を提供する際には味の影響も考慮する必要がある。

付表2にはメーカー各社が公表している栄養成分の他に、ナトリウム量から換算した塩分相当量（g）を記した。ちなみに、下記の計算式でナトリウム量から食塩相当量に換算することができる。なお、付表5には比較参考のため五訂増補食品成分表より、とろみをつける食品（デンプン類）の栄養成分も示した。

ナトリウム量からの塩分相当量換算式
　　食塩相当量（g）＝ナトリウム（g）×2.54
　　　　　　　　　　＝ナトリウム（mg）×2.54÷1000
　※食塩1g＝ナトリウム0.39g（390 mg）

❖価格

主原料の種類によっておおまかに価格が異なる。オープン価格のものが多いが、付表3に参考価格を掲載した。とろみ調整食品1gの単価はおよそ3〜16円であり、主成分毎の価格帯は、デンプン系製品は4〜7円/g、グァーガム系製品は3〜10円/g、キサンタンガム系製品は3〜16円/g、カラギーナン系製品は7〜15円/gであった。1g単価はデンプン系製品が安いが、使用量は100 ml当たり3〜10gであり、他の製品に比べると一回の使用量は多い。グァーガム系製品は0.7〜5g以上、キサンタンガム系製品は0.5〜5.0g、カラギー

ナン系製品は1.0〜4.5gであった。いずれもの製品も小袋包装よりも大袋（お徳用）の方が単価は安いが、とろみ調整食品のほとんどは粉末状であるため、経済性のみならず、品質を保持する目的としてチャックやジッパーがついた利便性のよい製品を選ぶことも必要といえる。

❖まとめ

　市販されているとろみ調整食品を利用する際には、一般的な食品の性状をもとにとろみの目安となるイメージは示されているものの、実は曖昧で、多くは食介護の経験に基づく判断によって調整されている場合が多い。実際の食事におけるとろみの程度は、食事を提供する側の視覚や触覚から得られる感覚を基に調整が行われていると考えられるが、温度や時間の影響を受けるとろみ調整食品も多く、とろみ調整時と喫食時における口腔内で感じるとろみの程度が異なる場合も予想される。同じとろみのイメージでも温度帯が高い方が添加量が多くなり、冷めると（喫食温度が低いと）とろみの程度が強くなるため、対象者に合わせた調整と、適温での食事提供を心がけることも必要である。

付　表

1. とろみ調整食品の原材料と特徴
2. とろみ調整食品の栄養成分
3. とろみ調整食品の市場参考価格
4. とろみ調整食品のメーカー各社問い合わせ先一覧
5. 五訂増補食品成分表よりデンプン類の栄養成分

(平成 23 年 11 月現在)

1. とろみ調整食品の原材料と特徴

メーカー（50音順）	商品名	とろみを発現する主な原料とその系統		原材料名
旭化成ファーマ株式会社	とろみde 笑顔（牛乳・流動食用）	増粘多糖類系	非公開	非公開
株式会社ウエルハーモニー	Newトロミーナ	増粘多糖類系	キサンタンガム系	デキストリン、増粘多糖類
	eトロミーナ			
	トロミーナI			
キッセイ薬品工業株式会社	強力スカイスルー	増粘多糖類系	キサンタンガム（系）	粉飴、増粘多糖類
	新スルーキングi			デキストリン、増粘多糖類、乳化剤
	スルーソフトS	でんぷん＋増粘多糖類系	グァーガム（系）	でんぷん、増粘多糖類
	スルーソフトリキッド		キサンタンガム（系）	糖類、還元水あめ、でんぷん、増粘多糖類
キユーピー株式会社	とろみファイン	増粘多糖類系	キサンタンガム（系）	デキストリン、増粘多糖類、グルコン酸ナトリウム
協和発酵バイオ株式会社	エンガードセレクトII だまセーブ	増粘多糖類系	キサンタンガム（系）	増粘多糖類、デキストリン
	エンガードセレクト			
	エンガード5	でんぷん＋増粘多糖類系	グァーガム（系）	増粘多糖類、デキストリン、でんぷん
	エンガード	でんぷん系	でんぷん（系）	でんぷん、デキストリン
株式会社クリニコ	つるりんこ powerful	増粘多糖類系	キサンタンガム（系）	デキストリン、キサンタンガム、クエン酸三ナトリウム、乳酸カルシウム
	つるりんこ Quickly			デキストリン、キサンタンガム、乳酸カルシウム、クエン酸三ナトリウム
	つるりんこ 牛乳・流動食用			デキストリン、キサンタンガム、カラギナン、クエン酸三ナトリウム
株式会社三和化学研究所	トロメリンHi	増粘多糖類系	グァーガム（系）	デキストリン、増粘多糖類
	トロメリンEX（トロメリンAの後継品）	でんぷん＋増粘多糖類系	キサンタンガム（系）	デキストリン、でんぷん、増粘多糖類、塩化カリウム
	トロメリン顆粒	でんぷん系	でんぷん（系）	加工澱粉、デキストリン
サラヤ株式会社	とろみ名人	増粘多糖類系	キサンタンガム系	デキストリン、増粘多糖類
	とろみ名人スーパー			デキストリン、増粘多糖類、塩化カリウム

備考1　主原料はメーカーに問い合わせた情報を記載。成分は「個別の物質」または「系統」により回答が得られた。

形状	秤の目安 小さじ (5 ml)	秤の目安 付属さじ/1包	使用の目安 (100 ml 当たり)	特徴
顆粒	-/-		1.0-5.0%	水や牛乳にも手軽にとろみがつけられる。無味・無臭。少量で素早く濃厚流動食（2.0 kcal/ml）にとろみがつけられる。通常、2-3分でとろみが安定する。濃厚流動食の場合は、かき混ぜながら加え、30秒ほど撹拌し、常温で5分以上静置後、30秒ほど撹拌するととろみがつきやすい。
粉末		-/-	2.0%程度	素早く溶けて粘度が安定。ダマになりにくく少量でとろみがつく。
		-/-		冷凍解凍を繰り返しても白濁せず透明なまま。粘度も安定。
		-/3 g		冷たい料理、温かい料理ともに、サッと溶けて十分な粘度を実現。カロリー控えめ、素材の味を損なわない。
粉末	1.3 g 〈1.2 g〉	2.6 g (10 ml) /3 g	0.5-3.0%	驚くほど溶けやすく、少量でもべたつきのない強いとろみがつく。立ち上がりが速く安定する。とろみをつけた食品は、冷凍保存しても使用時に常温に戻すことでそのまま利用可能。60℃以上に溶かした場合冷めるとゼリー状になる。
顆粒	1.3 g 〈1.2 g〉	1.3 g (5 ml) /2 g	1.0-2.0%	無色透明で、食品の種類を選ばない。少量で、とろみが早く付き、経済的で過剰使用を防ぎ安全。数十秒でとろみがつき始め、2～3分で安定する。
顆粒	1.3 g 〈1.5 g〉	2.6 g (10 ml) /3 g	1.5-2.5%	液体食品やミキサー食に混ぜるだけで温度に関係なく簡単にとろみがつく。時間が経っても食品に加えた後のとろみに変化が生じない。無味・無臭。
液状		-/12 g	1-1.5包	温度に関係なく、30秒以内で安定したとろみがつけられ、時間が経ってもとろみに変化が生じない。追加してもダマにならず、とろみの程度を自由に調整可能。牛乳や濃厚流動食にも簡単にとろみがつけられる。
顆粒	0.8 g 〈1.4-1.5 g〉	-/1.5 g	1.8-3.0%	約2分でなめらかなとろみがつき、安定した粘度を維持する。流動食の場合は約20分でとろみがつく。べたつかず、飲みやすいとろみに調整可能。透明感にすぐに、食べ物や飲み物の味を変えない。
顆粒	1.3 g	-/3 g	0.5-1.0%	ダマになりにくく、分散・溶解性に優れ、短時間で安定する。食品の種類、温度に対しても広い汎用性あり。無味・無臭・透明で清涼感がある。
粉末		-/3 g		分散・溶解性に優れ、短時間で安定するため調整が容易。食品の種類、温度に対して広い汎用性がある。無味・無臭・透明で清涼感がある。
顆粒		約3 g (10 ml) /3 g	1.5-3.0%	混ざりやすく溶けやすいため、素早くとろみがつく。時間経過した後もほとんどとろみに変化なし。牛乳にもとろみがつけられる。
粉末 顆粒		-/-	粉末 6.0 g 顆粒 3.7 g	加熱できない飲料や食品にも混ぜるだけで約30秒でとろみがつけられ、ほぼ無味無臭。嚥下食の作り置きに使用すると便利で経済的。主原料はでんぷんのため、カロリー補給にも役立つ。
	約1.3 g 〈1.4-1.5 g〉	-/2 g	1.0-3.2%	さっと溶けてダマになりにくい。少量でとろみがつく。約3分でとろみが安定する。無味・無臭・透明で食品のおいしさそのまま。
顆粒	約1.5 g 〈1.6-1.7 g〉	-/3 g	1.5-3.5%	さっと溶けてダマにならず、無味・無臭・透明で食品のおいしさを損なわない。とろみ安定の目安として、水やお茶、おもゆなどは1-2分程度。100%果汁飲料や牛乳、みそ汁などは15-20分程度。流動食は60分程度。
	約1.5 g 〈1.5 g〉	-/3 g	2.0-4.5%	牛乳や流動食のとろみづけに最適（半固形化も可能）。唾液中の分解酵素の影響を受けず時間が経ってもとろみの状態は安定。ダマになりにくく、無味・無臭で食品のおいしさを損なわない。1分かき混ぜ5分以上静置し、食べる前に30秒程度かき混ぜるととろみがつきやすい。
		-/4 g	1%以下-5%以上	食材と一緒にミキサーで混ぜると透明感が高く、まとまりのあるとろみがつく。酸味のある食品、塩分の高い食品にも安定したとろみがつく。無味・無臭で料理や飲料の味を損なわない。
顆粒	約1.2 〈1.4 g〉	約23 g (10 ml) /2 g	0.5-3.0%	汎用性が高く、少量でダマになりにくい（濃厚流動食も可）。とろみがすばやくつき、速やかに安定する。水やお茶は約2分、みそ汁やイオン飲料などその他の食品は約5分でとろみが安定する。無味・無臭・透明感がありべたつかない。
	1.6 g 〈1.6 g〉	-/8 g	2.4-9.4%	温かいスープにも、冷たいジュースにも混ぜるだけでとろみ調整が可能。原料がでんぷん（糖質）のため、消化しやすく、カロリー補給にも役立つ。無味無臭で味を損なわず、賛成飲料、ミネラル飲料に対しても安定したとろみが得られる。とろみは約5分で安定する。
粉末		-/3 g	1.5-5.0%	溶解性がよく、ダマにならない。温度に左右されず少量でとろみがつく。無色透明、無味無臭で食材の味を変えない。約1-2分でとろみがつくが、温度や添加する食品によって異なる。水やお茶は5分、野菜ジュース（5℃）やみそ汁（50℃）は10分、オレンジジュース（5℃）は15分、牛乳（5℃）は20分と異なる。
顆粒		-/2 g	1.0-2.5%	濃厚流動食にもお茶にもしっかりとろみがつけられる。添加後30秒かき混ぜ5-10分置き、30秒ほどかき混ぜるととろみがついてくる。緑茶で2分、濃厚流動食、牛乳でも5分でとろみがつく。どんな食材にもつきやすく、溶けやすく、安定にスピーディ。キレの良い食感、味や見た目はそのままで、唾液による影響がない。

備考2　秤の目安はメーカーが記載しているものを記し、〈　〉内に、実測できた重量の平均値（目安）を記載。計量器具により値が異なることがあるため使用時の確認は必要。

1. とろみ調整食品の原材料と特徴（つづき）

メーカー（50音順）	商品名	とろみを発現する主な原料とその系統		原材料名
日清オイリオグループ株式会社	トロミパーフェクト Pure	増粘多糖類系	キサンタンガム（系）	デキストリン、増粘剤（増粘多糖類、CMC）
	トロミパーフェクトEN（牛乳・流動食用）		カラギーナン（系）	デキストリン、増粘多糖類、グルコン酸ナトリウム
	とろみアップV（業務用：トロミアップA）	でんぷん+増粘多糖類系	グァーガム系	食物繊維（増粘多糖類）、デキストリン、でんぷん
ニュートリー株式会社	ソフティア1SOLとろみ食用	増粘多糖類系	キサンタンガム系	デキストリン、増粘多糖類
株式会社フードケア	ネオハイトロミールⅢ	増粘多糖類系	キサンタンガム（系）	デキストリン、増粘多糖類、pH調整剤
	ネオハイトロミールR&E			
	ファセットパウダー		カラギーナン（系）	
	ハイトロミール	でんぷん+増粘多糖類系	グァーガム（系）	デキストリン、増粘多糖類、加工でん粉
フレゼニウスカービジャパン株式会社	シック&イージー（THICK & EASY）	でんぷん系	でんぷん（系）	コーンスターチ、デキストリン
ヘルシーフード株式会社	トロミパワースマイル	増粘多糖類系	キサンタンガム系	デキストリン、増粘多糖類
	トロミスマイル			
	トロミクリアクラッシック			デキストリン、増粘多糖類、ソルビトール、メタリン酸Na、甘味料（スクラロース）
	トロミクリア			デキストリン、増粘多糖類、塩化カリウム、甘味料（スクラロース）
	トロミアップスーパー	でんぷん+増粘多糖類系	グァーガム系	デキストリン、でんぷん、増粘多糖類
ホリカフーズ株式会社	とろとろトロミー（業務用：とろみアクティブ）	増粘多糖類系	キサンタンガム系	デキストリン、キシロオリゴ糖、増粘多糖類、塩化カリウム
株式会社宮源	トローミファイバー	増粘多糖類系	キサンタンガム（系）	デキストリン、水溶性食物繊維、増粘剤（キサンタンガム）
株式会社明治	トロメイクSP	増粘多糖類系	キサンタンガム系	デキストリン、増粘多糖類、塩化カリウム
	お茶用トロメイク			
和光堂株式会社	とろみエール	増粘多糖類系	キサンタンガム（系）	デキストリン、増粘多糖類
	とろみ食の素 とろみ&ゼリー	でんぷん+増粘多糖類系	グァーガム、キサンタンガム	デキストリン、でんぷん、増粘多糖類

備考1　主原料はメーカーに問い合わせた情報を記載。成分は「個別の物質」または「系統」により回答が得られた。

形状	秤の目安 小さじ(5 ml)	秤の目安 付属さじ/1包	使用の目安(100 g 当たり)	特徴
粉末	約 1.5 g 〈1.4 g〉	-/3 g	0.5-3.0%	とろみの再調整が可能。とろみは 1〜2 分でつき、安定する。限りなく無味・無臭。
	〈1.4 g〉	-/1.5 g	1.0-2.0%	牛乳・濃厚流動食専用（2.0 kcal/ml の濃厚流動食も可）。短時間（約5 分）でとろみが安定する。
	約 1.5 g 〈1.4 g〉	-/3 g	0.7-2.0%	溶解後 1-2 分で安定し、時間が経ってもとろみが変わりにくい。ほとんどのものに同量で同じようにとろみがつく。
粉末	〈1.0-1.1 g〉(約 1.05 g)〉	2 g (10 ml) /3 g	1.0-3.0%	付着性が低く、べたつきにくい粘稠な食品になる。速効性があり 2〜3 分で安定する。牛乳や酸性飲料への粘度発現がより速く、食材の味や風味を損なわない。食材を選ばず、スプーン 1 杯で同じ粘度が可能。
	〈1.0 g〉	-/2.5 g	1.0-3.5%	非常に少量で素早くとろみがつく。30 秒でとろみがつき、30 分で安定する。汎用性が高く、無味・無臭。
	〈1.3-1.4 g〉	-/3 g	0.7-3.0%	無味・無臭・透明で優れたコストパフォーマンス。ダマになりにくく、とろみがつきやすく、扱いやすい。数秒でとろみがつき、安定する。5〜10 分おいて、再びかき混ぜるととろみがよくついて安定する。
		-/3 g		牛乳や濃厚流動食に最適のとろみ調整食品。タンパク質に反応してとろみがつく（タンパク質を含まない食品には適さない）。添加後、30-60 秒混ぜ、5-10 分放置し、再度 30-60 秒混ぜるととろみがしっかりつく。ものによっては 30-60 秒でとろみが素早くつき、べたつきが少ない。
粉末		-/2.7 g		少量で素早くしっかりとしたとろみがつく。高粘度で使用が多い場合に最適（特にミキサー食を形状にして提供する場合など）。汎用性が高く、どんな食品にも比較的とろみがつきやすい。
粉末		5 g/-		溶けやすく追加してもだまになりにくい。無味・無臭。
粉末	約 1.3 g 〈1.2-1.3 g〉	-/2.5 g	0.8-1.3%	トロミスマイルの強力タイプ。少量で手早く（2〜3 分）しっかりしたとろみがつく。ダマになりにくい。
	約 1 g 〈1.0-1.2 g〉	-/3 g	1.0-2.0%	飲み物に入れてから混ぜてもダマになりにくい。とろみは 2〜3 分で安定する。味が変わらず、まとまりやすく、ベタつかない。
	約 1.2 g	-/-	0.8-1.2%	温かいものに加えて冷ますとつるんとしたゼリーになる。常温のものに入れると、べたつきのないとろみがつく。水分補給やおかゆなどのとろみ付に向く。飲み物、食べ物の種類、量、温度によって異なる。短くて 2 分、長くて 10 分程度で安定する。
	約 1.3 g	-/3 g	1.3-2.0%	付着せず、食塊性優れているので、のみこみやすく、べたつかない。ダマになりにくく、少量で素早くとろみがつき安定する。
	約 1.4 g	-/2.3 g	0.5-1.5%	どんなものにも、素早くべたつきのないとろみがつく。通常、1-2 分でとろみがつき始める。少量でとろみがつき、経済的。
粉末		-/-	1.0-4.0%	温度・種類を選ばず、少量で適度なとろみが素早くつけられる。約 30 秒でとろみがつき、2 分程度で安定し持続する。無味・無臭で食材の味そのままに、とろみの再調整も可能。腸内環境に働きかける「キシロオリゴ糖」を配合。
粉末	〈1.2 g〉	-/3 g	1.5-3.0%	温度の影響を受けず、汎用性が高く、味を損なわない。ダマにならなく使いやすい。経時的粘度変化を最小限に抑え、唾液による影響がない。3 分以上でとろみが安定する。
顆粒	約 1〜2 g 〈1.2 g〉	-/2.5 g	1.0-2.5% 以上	少量でしっかりとしたとろみが 2〜3 分で発現し、安定性が高く経済的。食品の温度に大きく影響されず、無味・無臭・透明で汎用性が広い。分解酵素による影響を受けず安定である。
	〈1.3 g〉	-/2.5 g	1.0-3.0%	お茶のおいしさを損なわない。ダマになりにくく、透明感ある仕上がり。ほとんどのものに同量で同じようなとろみがつくが、とろみのつく速さは飲み物によって変化する（20℃の場合、お茶で 2〜3 分、アイソトニック飲料では 15 分）
顆粒	約 0.8 g	-/2.5 g	2.5% 程度	分散・溶解性に優れ、ダマになりにくい。素早いとろみがつき、時間が経っても安定したまま。汎用性が広く、無味・無臭でおいしさそのまま。付着性が低く、べたつきにくい。
	約 1.5 g 〈1.4-1.5 g〉	-/2.5 g	0.8-3.8%	とろみ調整にもゼリーの素としても使える（両用タイプ）。味・風味を損なわない。2-3 分でとろみがつく。

備考 2　秤の目安はメーカーが記載しているものを記し、〈 〉内に、実測できた重量の平均値（目安）を記載。計量器具により値が異なることがあるため使用時の確認は必要。

2. とろみ調整食品の栄養成分(製品100g当たり)

メーカー(50音順)	商品名	エネルギー (kcal)	水分 (g)	蛋白質 (g)	脂質 (g)
旭化成ファーマ株式会社	とろみde笑顔 (牛乳・流動食用)	274 kcal	—	0.4 g	0 g
株式会社ウエルハーモニー	Newトロミーナ	275 kcal	—	0.7 g	0 g
	eトロミーナ	320 kcal	4.7 g	1.0 g	0.2 g
	トロミーナI	256 kcal	4.6 g	0.8 g	0.2 g
キッセイ薬品工業株式会社	強力スカイスルー	274 kcal	9.2 g	1.7 g	0.2 g
	新スルーキングi	302 kcal	4.6 g	0.9 g	0.5 g
	スルーソフトS	273 kcal	10.6 g	1.0 g	0.2 g
	スルーソフトリキッド	83 kcal (10 kcal/包)	70.8 g (8.4 g)	0 g (0 g)	0 g (0 g)
キユーピー株式会社	とろみファイン	318 kcal	5.1 g	0.5 g	0.1 g
協和発酵バイオ株式会社	エンガードセレクトII だまセーブ	310 kcal	3.2 g	0.8 g	0.1 g
	エンガードセレクト	296 kcal	4.4 g	0.9 g	0.1 g
	エンガード5	217 kcal	7.1 g	1.8 g	0.3 g
	エンガード	367 kcal	8.3 g	0.1 g	0.3 g
株式会社クリニコ	つるりんこpowerful	194 kcal	7.0 g	0.6 g	0 g
	つるりんこQuickly	270 kcal	6.1 g	0.5 g	0 g
	つるりんこ 牛乳・流動食用	320 kcal	5.2 g	0.3 g	0 g
株式会社三和化学研究所	トロメリンHi	323 kcal	3.9 g	0.1 g	0 g
	トロメリンEX (トロメリンAの後継品)	286 kcal	8.3 g	0.5 g	0.1 g
	トロメリン顆粒	378 kcal	6.0 g	0.2 g	tr
サラヤ株式会社	とろみ名人	316 kcal	—	0.6 g	0 g
	とろみ名人スーパー	294 kcal	—	0.4 g	0 g

備考1 平成23年11月現在における商品パッケージ、メーカーが公表する栄養成分表。製品の改良等により予告なく成分が変わることがあるため、利用の際には商品パッケージを確認のこと。

糖質 (g) 炭水化物 (g)	食物繊維 (g)	灰分 (g)	Na (mg)	K (mg)	Ca (mg)	P (mg)	Fe (mg)	Zn (mg)	食塩相当量 (g)	その他
62.7 g	25.5 g	—	610 mg	2.5 mg	—	—	—	—	1.55 g	
66.2 g	25.0 g	—	800 mg	—	—	—	—	—	2.03 g	
65.2 g	28.6 g	2.3 g	872 mg	371 mg	14.3 mg	63.9 mg	—	—	2.21 g	
62.6 g	28.6 g	3.2 g	1100 mg	371 mg	34 mg	62 mg	0.13 mg	—	2.79 g	
46.2 g	40.5 g	—	324 mg	679 mg	—	47 mg	—	—	0.82 g	
56.9 g	33.2 g	—	1510 mg	160 mg	—	122 mg	—	—	3.83 g	
46.2 g	41.3 g	—	232 mg	40 mg	—	31 mg	—	—	0.59 g	
13.3 g (1.6 g)	14.2 g (1.7 g)	—	75 mg (9 mg)	367 mg (44 mg)	—	8 mg (1 mg)	—	—	0.19 g (0.02 g)	
65.9 g	25.8 g	2.6 g	450 mg	940 mg	12 mg	40 mg	0.4 mg	—	1.14 g	
60.8 g	31.5 g	3.6 g	298 mg	1450 mg	—	56.1 mg	—	—	0.76 g	
54.7 g	37.0 g	3.0 g	450 mg	1480 mg	—	67.5 mg	—	—	1.14 g	
51.8 g	—	0.6 g	73.4 mg	153 mg	25.9 mg	30.7 mg	0.82 mg	—	0.19 g	
91 g	—	0.4 g	174 mg	1.6 mg	3.9 mg	15.4 mg	0.3 mg	—	0.44 g	
48.0 g	37.0 g	7.4 g	1500 mg	—	—	—	—	—	3.81 g	
67.0 g	21.9 g	4.5 g	960 mg	—	—	—	—	—	2.44 g	
77.4 g	12.9 g	4.2 g	1000 mg	—	—	—	—	—	2.54 g	
72.6 g	22.7 g	—	94 mg	263 mg	—	16 mg	—	—	0.24 g	
55.5 g	30.3 g	—	405 mg	—	—	—	—	—	1.03 g	
93.6 g	—	—	34.6 mg	4.5 mg	—	—	—	—	0.09 g	
66.1 g	24.5 g	—	348 mg	1220 mg	—	57.1 mg	—	—	0.88 g	
60.2 g	25.6 g	—	628 mg	2230 mg	—	39.5 mg	—	—	1.60 g	

備考2　Na：ナトリウム、K：カリウム、Ca：カルシウム、P：リン、Fe：鉄、Zn：亜鉛、食塩相当量（g）：換算値【Na（mg）×2.54÷1,000】、「—」未測定

2. とろみ調整食品の栄養成分（製品100g当たり）（つづき）

メーカー（50音順）	商品名	エネルギー (kcal)	水分 (g)	蛋白質 (g)	脂質 (g)
日清オイリオグループ株式会社	トロミパーフェクト Pure	230 kcal	6.2 g	0.3 g ～1.0 g	0 g
	トロミパーフェクト EN（牛乳・流動食用）	287 kcal	8.5 g	0.4 g	0 g
	とろみアップ V（業務用：トロミアップ A）	293 kcal	5.1 g	1.8 g	0 g ～0.9 g
ニュートリー株式会社	ソフティア 1 SOL とろみ食用	259 kcal	4.2 g	1.0 g	0 g
株式会社フードケア	ネオハイトロミール Ⅲ	286 kcal	3.6 g	0.6 g	0 g
	ネオハイトロミール R&E	313 kcal	4.5 g	0.5 g	0.3 g
	ファセットパウダー	350 kcal	3.3 g	0 g	0 g
	ハイトロミール	275 kcal	6.2 g	1.5 g	0.1 g
フレゼニウスカービジャパン株式会社	シック&イージー（THICK & EASY）	373 kcal	7 g	0.4 g	0 g
ヘルシーフード株式会社	トロミパワースマイル	193 kcal	—	0.8 g	0.3 g
	トロミスマイル	242 kcal	—	0.6 g	0.3 g
	トロミクリアクラッシック	299 kcal	4.4 g	0.3 g	0.1 g
	トロミクリア	263 kcal	8.4 g	0.7 g	0.3 g
	トロミアップスーパー	306 kcal	3.9 g	1.6 g	0.3 g
ホリカフーズ株式会社	とろとろトロミー（業務用：とろみアクティブ）	370 kcal	4.4 g	0.9 g	0.8 g
株式会社宮源	トローミファイバー	271 kcal	—	0 g	0.1 g
株式会社明治	トロメイク SP	260 kcal	—	1.0 g	0 g
	お茶用トロメイク	243 kcal	—	1.7 g	0 g
和光堂株式会社	とろみエール	364 kcal	—	0.5 g	0 g
	とろみ食の素 とろみ&ゼリー	370 kcal	3.2 g	1.2 g	0.4 g

備考1　平成23年11月現在における商品パッケージ、メーカーが公表する栄養成分表。製品の改良等により予告なく成分が変わることがあるため、利用の際には商品パッケージを確認のこと。

糖質 (g) 炭水化物（g）	食物繊維 (g)	灰分 (g)	Na (mg)	K (mg)	Ca (mg)	P (mg)	Fe (mg)	Zn (mg)	食塩相当量 (g)	その他
53.3 g	35.3 g	4.3 g	1600 mg	131 mg	8.6 mg	116 mg	0.36 mg	—	4.06 g	
59.8 g	23.3 g	8.0 g	2210 mg	421 mg	57.6 mg	32.6 mg	0.9 mg	—	5.61 g	
47.8 g	44.8 g	0.3 g	0 mg ~8 mg	103 mg	23 mg	21 mg	0.8 mg ~2.3 mg	—	0 g ~0.02 g	
63.3 g	27.9 g	—	1000 mg	350 mg	38 mg	70 mg	0.7 mg	—	2.54 g	
50.9 g	39.8 g	5.1 g	1150 mg	1330 mg	25 mg	56 mg	0.4 mg	—	2.92 g	
62.8 g	28.7 g	3.2 g	698 mg	734 mg	197 mg	39 mg	0.3 mg	—	1.77 g	
82.1 g	10.8 g	3.4 g	855 mg	229 mg	45 mg	33 mg	1.9 mg	—	2.17 g	
42.9 g	48.2 g	1.1 g	294 mg	88.8 mg	37 mg	42 mg	1.5 mg	—	0.75 g	
92.6 g		—	174 mg	1.8 mg	4.5 mg	23.6 mg	—	—	0.44 g	
46.8 g	41.5 g	5.6 g	2040 mg	30 mg	38 mg	50 mg	0.2 mg	—	5.18 g	
59.3 g	31.4 g	4.4 g	1580 mg	23 mg	32 mg	46 mg	0.3 mg	—	4.01 g	
71.2 g	20.9 g	3.1 g	624 mg	654 mg	7.5 mg	700 mg	0.9 mg	—	1.58 g	
64.3 g	23.5 g	2.8 g	540 mg	870 mg	13 mg	72.0 mg	0.3 mg	—	1.37 g	
55.2 g	37.8 g	1.2 g	94 mg	512 mg	25 mg	31 mg	0.6 mg	—	0.24 g	
62.8 g	27.0 g	4.1 g	940 mg	1400 mg	13 mg	79 mg	0.6 mg	—	2.39 g	キシロオリゴ糖 2.0 g
68.1 g	25.0 g	1.8 g	620 mg	—	—	—	—	—	1.57 g	
60 g	32 g	—	1000 mg	1300 mg	—	—	—	—	2.54 g	
58 g	27 g	—	1250 mg	2600 mg	—	—	—	—	3.18 g	
90.5 g			200 mg ~600 mg	950 mg	280 mg	—	—	—	0.51 g ~1.52 g	
90.3 g		4 g	260 mg	—	—	—	—	—	0.66 g	

備考2　Na：ナトリウム、K：カリウム、Ca：カルシウム、P：リン、Fe：鉄、Zn：亜鉛、食塩相当量（g）：換算値【Na（mg）×2.54÷1,000】、「—」未測定

3. とろみ調整食品の市場参考価格

メーカー（50音順）	商品名	容量
旭化成ファーマ株式会社	とろみ de 笑顔 （牛乳・流動食用）	500 g／袋
株式会社ウエルハーモニー	New トロミーナ	1 kg／袋
	e トロミーナ	1 kg／袋
	トロミーナ I	3 g×50 本／箱 400 g／袋
キッセイ薬品工業株式会社	強力スカイスルー	3 g×20 包／箱 300 g／箱 700 g／袋 2 kg／袋
	新スルーキング i	2 g×50 包／箱 200 g／箱 770 g／袋 2.2 kg／袋
	スルーソフト S	3 g×20 包／箱 300 g／箱 700 g／袋 2 kg／袋
	スルーソフトリキッド	12 g×20 包／箱
キューピー株式会社	とろみファイン	1.5 g×15 袋／箱 300 g／袋 550 g／袋
協和発酵バイオ株式会社	エンガードセレクト II だまセーブ	3 g×50 包／箱 400 g／袋 800 g／袋
	エンガードセレクト	3 g×50 包／箱 800 g／袋
	エンガード 5	3 g×50 包／箱 300 g／袋 700 g／袋
	エンガード	300 g／袋
株式会社クリニコ	つるりんこ powerful	2 g×50 本／箱 600 g／袋
	つるりんこ Quickly	3 g×10 本／袋 3 g×50 本／箱 300 g／袋 800 g／袋 2 kg／袋
	つるりんこ 牛乳・流動食用	3 g×50 本／箱 800 g／袋
株式会社三和化学研究所	トロメリン Hi	4 g×50 包／箱 300 g／袋 800 g／袋 2 kg／袋
	トロメリン EX （トロメリン A の後継品）	2.0 g×50 包／箱 500 g／袋 1 kg／袋
	トロメリン顆粒	8 g×50 包／箱 550 g／缶 800 g／袋 1 kg／袋
サラヤ株式会社	とろみ名人	3 g×50 包／袋 500 g／袋 1.8 kg／袋
	とろみ名人スーパー	2 g×50 包／袋 300 g／袋

荷姿／ケース	参考価格（税込み）	1g単価	賞味期限	備考
	オープン価格	−	1年6ヶ月	
	オープン価格	−		
	5,229円	約5円	1年	
	1,365円 2,205円	約6-9円	1年	
20箱 12箱 6袋 2袋	483円 1,575円 2,730円 6,825円	約3-8円	1年	専用さじ付属（300g） チャックタイプ（袋製品）
12箱 12箱 6袋 2袋	861円 1,000円 2,730円 6,825円	約3-9円	1年	計量スプーン付属（200g） チャックタイプ（袋製品）
20箱 12箱 6袋 2袋	483円 1,680円 2,730円 6,825円	約3-8円	2年	専用さじ付属（300g）
30箱	767円	約3円	1年	
6箱×4 5袋 5袋	367円 2,415円 3,780円	約7-16円	1年	チャックタイプ（300g）
	1,125円 1,563円 2,750円	約3-8円	2年	
	1,480円 3,380円	約4-10円		
	1,150円 1,500円 2,500円	約4-8円		
	1,100円	約4円		
8箱 8袋	4,620円 6,321円	約5-12円	1年	ジッパータイプ（袋製品）
6袋 8箱 12袋 8袋 4袋	410円 1,208円 1,449円 3,318円 オープン価格	約4-14円	9ヶ月-1年	ジッパータイプ（300g、800g）
8箱 8袋	1,208円 3,318円	約4-8円	1年	ジッパータイプ（袋製品）
	1,890円 1,890円 4,200円 8,925円	約4-10円	2年	計量スプーン付属（300g、800g）
	1,470円 2,625円 4,620円	約5-15円	2年	計量スプーン付属（袋製品）
	2,625円 2,625円 3,360円 3,570円	約4-7円	2年	
12袋 12袋 3袋	1,995円 3,728円 オープン価格	約7-13円	2年	パウチタイプ（500g）
12袋 12袋	オープン価格 オープン価格	−	2年	

3. とろみ調整食品の市場参考価格（つづき）

メーカー（50音順）	商品名	容量
日清オイリオグループ株式会社	トロミパーフェクト Pure	1 g×50本／箱 3 g×40本／箱 400 g／袋 2.2 kg／袋
	トロミパーフェクト EN （牛乳・流動食用）	1.5 g×50本／箱 400 g／袋
	とろみアップ V （業務用：トロミアップ A）	3 g×50包／箱 225 g／缶 800 g／袋 2 kg／袋
ニュートリー株式会社	ソフティア 1 SOL とろみ食用	3 g×50包／箱 200 g／本 400 g／袋 4 kg／袋
株式会社フードケア	ネオハイトロミールⅢ	2.5 g×50包／箱 500 g／袋 2 kg／袋
	ネオハイトロミール R&E	3 g×50包／箱 400 g／袋 2 kg／袋
	ファセットパウダー	3 g×50包／箱 500 g／袋
	ハイトロミール	2.7 g×50包／箱 350 g／袋 700 g／袋 1.5 kg／袋
フレゼニウスカービジャパン株式会社	シック&イージー （THICK & EASY）	227 g／缶 1.13 kg／袋
ヘルシーフード株式会社	トロミパワースマイル	2.5 g×50包／袋 700 g／袋 2 kg／袋
	トロミスマイル	3 g×50包／袋 700 g／袋 2 kg／袋
	トロミクリアクラッシック	500 g／缶 1.8 kg／袋
	トロミクリア	3.0 g×50本／箱 700 g／袋 2 kg／袋 4.8 kg／袋
	トロミアップスーパー	2.3 g×50包／箱 350 g／袋 750 g／袋 1.8 kg／袋
ホリカフーズ株式会社	とろとろトロミー （業務用：とろみアクティブ）	500 g／袋 2 kg／袋
株式会社宮源	トローミファイバー	3 g×50本／箱 500 g／袋 2 kg／袋
株式会社明治	トロメイク SP	2.5 g×10包／袋 2.5 g×40包／箱 400 g／袋 800 g／袋 2 kg／袋
	お茶用トロメイク	2.5 g×40包／箱 400 g／袋 2 kg／袋
和光堂株式会社	とろみエール	2.5 g×30本／箱 200 g／袋
	とろみ食の素 とろみ&ゼリー	2.5 g×20包／箱 200 g／袋

荷姿／ケース	参考価格（税込み）	1g単価	賞味期限	備考
10箱 12箱 10袋 4袋	630 円 945 円 1,890 円 7,308 円	約3-13円	2年	
12箱 10袋	1,108 円 2,887 円	約7-15円	1年6ヶ月	
20箱 12缶 6袋 3袋	1,036 円 1,190 円 3,528 円 7,554 円	約4-7円	2年	チャックタイプ（袋製品）
8袋 8本 10袋 ―	1,260 円 1,410 円 1,780 円 オープン価格	約4-8円	1年	ボトルタイプ（200g） チャックタイプ（4kg）
20箱 10袋 4袋	オープン価格 オープン価格 オープン価格	―	1年	チャックタイプ（袋製品）
20箱 12袋 4袋	オープン価格 オープン価格 オープン価格	―	1年	チャックタイプ（袋製品）
12箱 10袋	オープン価格 オープン価格	―	1年	
20箱 10袋 6袋 5袋	オープン価格 オープン価格 オープン価格 オープン価格	―	1年	チャックタイプ（袋製品）
12缶 4袋	1,155 円 4,594 円	約4-5円	3-5年	
20袋 8袋 4袋	998 円 2,856 円 6,363 円	約3-8円	1年6ヶ月	チャックタイプ（袋製品）
20袋 8袋 4袋	998 円 2,436 円 5,754 円	約3-7円	1年6ヶ月	チャックタイプ（袋製品）
12缶 4袋	2,362 円 6,699 円	約4-5円	1年6ヶ月	
20箱 12袋 4袋 3袋	1,239 円 3,318 円 7,686 円 16,170 円	約3-8円	1年6ヶ月	チャックタイプ（袋製品）
20箱 12袋 6袋 3袋	1,050 円 1,785 円 3,570 円 7,329 円	約4-9円	1年	チャックタイプ（袋製品）
10袋 ―	オープン価格 6,510 円	約3円	1年	2kg（業務用）
10箱 14袋 4袋	1,260 円 1,890 円 6,510 円	約3-8円	1年	ジッパータイプ（袋製品）
20袋 10袋 10袋 6袋 4袋	382 円 1,179 円 1,968 円 3,780 円 7,770 円	約4-15円	1年	
10箱 10袋 4袋	1,050 円 1,785 円 6,562 円	約3-11円	1年	
― ―	598 円 892 円	約5-8円		チャックタイプ（袋製品）
― ―	525 円 1,050 円	約5-11円		チャックタイプ（袋製品）

4. とろみ調整食品のメーカー各社問い合わせ先一覧

メーカー名（50音順）	住所
旭化成ファーマ株式会社 （ヘルスケア製品部）	〒101-8101 東京都千代田区神田神保町1-105
株式会社ウエルハーモニー	〒670-0802 兵庫県姫路市砥堀565
キッセイ薬品工業株式会社 （ヘルスケア事業部）	〒399-0711 長野県塩尻市片丘9637番地6
キユーピー株式会社	〒182-0002 東京都調布市仙川町2-5
協和発酵バイオ株式会社 （ヘルスケア事業）	〒100-8185 東京都千代田区大手町1-6-1
株式会社クリニコ （森永乳業グループ病態栄養部門）	〒153-0063 東京都目黒区目黒4-4-22
株式会社三和化学研究所	〒461-8631 名古屋市東区東外堀町35
サラヤ株式会社	〒546-0013 大阪市東住吉区湯里
日清オイリオグループ株式会社	〒104-8285 東京都中央区新川一丁目23-1
ニュートリー株式会社	〒510-0013 三重県四日市市富士町1-122
株式会社フードケア	〒252-0231 神奈川県相模原市中央区相模原4-3-14 第一生命ビル3F
フレゼニウスカービジャパン株式会社	〒140-0001 東京都品川区北品川4-7-35
ヘルシーフード株式会社	〒191-0024 東京都日野市万願寺1-34-3
ホリカフーズ株式会社	〒110-0016 東京都台東区台東2-9-4 明治安田生命秋葉原昭和通りビル9F
株式会社宮源	〒640-8403 和歌山県和歌山市北島332
株式会社明治	〒136-8908 東京都江東区新砂1-2-10
和光堂株式会社 （アサヒビールグループ）	〒101-0048 東京都千代田区神田司町2-14-3

■ユニーバーサルデザインフード問い合わせ先

	住所
日本介護食品協議会　事務局	〒101-0042 東京都千代田区神田東松下町10-2 翔和神田ビル3階　(社)日本缶詰協会内

電話番号	受付時間（平日）	HPアドレス	HPショップ
03-3296-3675	9：00〜12：00 13：00〜17：00	http://www.asahikasei-pharma.co.jp/	なし
079-264-5534	（営業時間内）	http://www.wellharmony.co.jp/	あり
0263-54-5010	8：40〜17：20	http://healthcare.kissei.co.jp/	あり
0120-14-1122	9：00〜17：30	http://www.kewpie.co.jp/index.html	あり
03-3282-0075	（営業時間内）	http://www.kyowahakko-bio.co.jp/	なし
0120-52-0050	9：00〜17：30	http://www.clinico.co.jp/	あり
0120-758-991	9：00〜12：00 13：00〜17：00	http://www.skk-net.com/	あり
06-6797-2525	9：00〜18：00	http://shop.saraya.com/smile/	あり
03-3555-6812	9：00〜17：00	http://www.nisshin-oillio.com/	あり
0120-200-181	9：00〜19：00	http://www.nutri.co.jp/	あり
042-786-7177	9：00〜17：00	http://www.food-care.co.jp/	なし
03-3280-3211	（営業時間内）	http://www.fresenius.co.jp/	なし
042-581-1191	9：00〜17：00	http://www.healthy-food.co.jp/	あり
03-5846-5106	9：00〜17：00	http://www.foricafoods.co.jp/	あり
073-455-1711	9：00〜17：00	http://www.miyagen.net/	あり
0120-201-369	9：00〜18：00	http://www.meiji-eiyoucare.jp/	あり
0120-88-9283	9：00〜17：00	http://www.wakodo.co.jp/	あり

電話番号	受付時間（平日）	HPアドレス
03-5256-4801	（営業時間内）	http://www.udf.jp/

5. 五訂増補食品成分表よりデンプン類の栄養成分（可食部100gあたり）

食品名	エネルギー (kcal)	水分 (g)	蛋白質 (g)	脂質 (g)	糖質 (g) 炭水化物 (g)	食物繊維 (g)
片栗粉（ジャガイモでんぷん）	330 kcal	18.0 g	0.1 g	0.1 g	81.6 g	(0 g)
キャッサバでんぷん（タピオカでんぷん）	346 kcal	14.2 g	0.1 g	0.2 g	85.3 g	(0 g)
くずでんぷん（葛粉）	347 kcal	13.9 g	0.2 g	0.2 g	85.6 g	(0 g)
米でんぷん	366 kcal	9.7 g	0.2 g	0.7 g	89.3 g	(0 g)
小麦でんぷん	351 kcal	13.1 g	0.2 g	0.5 g	86.0 g	(0 g)
コーンスターチ（トウモロコシでんぷん）	354 kcal	12.8 g	0.1 g	0.7 g	86.3 g	(0 g)
サゴでんぷん	349 kcal	13.4 g	0.1 g	0.2 g	86.1 g	(0 g)
サツマイモでんぷん	332 kcal	17.5 g	0.1 g	0.2 g	82.0 g	(0 g)

備考　Na：ナトリウム、K：カリウム、Ca：カルシウム、P：リン、Fe：鉄、Zn：亜鉛、Mg：マグネシウム、Cu：銅、Mn：マンガン、食塩相当量：食品成分表掲載値

灰分 (g)	Na (mg)	K (mg)	Ca (mg)	P (mg)	Fe (mg)	Zn (mg)	食塩相当量 (g)	その他
0.2 g	2 mg	34 mg	10 mg	40 mg	0.6 mg	Tr	0 g	Mg: 6 mg Cu: 0.03 mg
0.2 g	1 mg	48 mg	28 mg	6 mg	0.3 mg	Tr	0 g	Mg: 5 mg Cu: 0.03 mg Mn: 0.09 mg
0.1 g	2 mg	2 mg	18 mg	12 mg	2.0 mg	Tr	0 g	Mg: 3 mg Cu: 0.02 mg Mn: 0.02 mg
0.1 g	11 mg	2 mg	29 mg	20 mg	1.5 mg	0.1 mg	0 g	Mg: 8 mg Cu: 0.06 mg
0.2 g	3 mg	8 mg	14 mg	33 mg	0.6 mg	0.1 mg	0 g	Mg: 5 mg Cu: 0.02 mg Mn: 0.06 mg
0.1 g	1 mg	5 mg	3 mg	13 mg	0.3 mg	0.1 mg	0 g	Mg: 4 mg Cu: 0.04 mg
0.2 g	7 mg	1 mg	7 mg	9 mg	1.8 mg	Tr	0 g	Mg: 3 mg Cu: Tr Mn: 0.37 mg
0.2 g	1 mg	4 mg	50 mg	8 mg	2.8 mg	0.1 mg	0 g	Mg: 4 mg Cu: 0.02 mg

4　実際の現場から
―現役の管理栄養士からの意見―

1 実際の現場から

　摂食・嚥下機能が低下した患者、あるいは施設入所者にとって、安全に水分を補給する方法としてとろみ調整食品を利用することは必要なことである。

　この章では、実際にとろみ調整食品を活用している現場と事例を取り上げ、とろみ調整食品の役割について理解を深められるような構成になっており、実際に使用している現場の嚥下補助食品の利用方法など、実践的な内容になっている。また、在宅の患者（要介護者）に対しては、日本介護食品協議会がとろみに関する指標を提示している。さらには、日本摂食・嚥下リハビリテーション学会が特別委員会を設け、とろみの目安についての提言を検討中である。

　現場として、第一に、急性期の病院、第二には特別養護老人ホームなどの高齢者施設における利用実態について解説してもらう。さらには、病院や施設などでは、給食の外部委託が増加しているので、委託給食企業における取り組みについて解説をお願いした。

　内容としては、①　摂食機能に応じたとろみの調整方法、②　食事と飲み物などへの使用など事例、③　その他特筆すべきことしたが、筆者はそれぞれの領域で最先端の取り組みをしている方にお願いしたので、活用していただきたい。

2 急性期病院でのとろみ調整食品の利用方法

房　晴美

❖はじめに

平成22年に診療報酬改訂が行なわれ、栄養関連の改訂項目では「栄養サポートチーム加算」、「摂食障害入院医療管理加算」が新たに新設された。どちらも管理栄養士が施設基準の要件に位置づけられている。管理栄養士はその専門性を生かして積極的に摂食・嚥下障害に取りくんでいかなければならない。（図1）

急性期病院は、患者の病態が不安定な状態から、治療によりある程度安定し

急性期の入院医療を行う一般病棟において，栄養障害を生じている患者又は栄養障害を生じるリスクの高い患者に対して，医師，看護師，薬剤師及び管理栄養士などからなるチームを編成し、栄養状態の改善の取組が行われた場合の評価を新設する．

新　栄養サポートチーム加算　　200点（週1回）

【対象患者】
　7対1入院基本料又は10対1入院基本料届出病棟に入院している栄養障害を有する者
【施設基準】
　当該保険医療機関内に，専任の①〜④により構成される栄養管理に係るチームが設置されていること．
また，以下のうちいずれか1人は専従であること

- ①栄養管理に係る所定の研修を終了した常勤医師
- ②栄養管理に係る所定の研修を終了した常勤看護師
- ③栄養管理に係る所定の研修を終了した常勤薬剤師
- ④栄養管理に係る所定の研修を終了した常勤管理栄養士

上記のほか、歯科医師，歯科衛生士，臨床検査技師，理学療法士，作業療法士，社会福祉士，言語聴覚士が配置されていることが望ましい．
　※ただし，常勤医師を除き，専任の職員については，平成23年3月31日までに研修を終了する見込みである旨を届け出ることでよい．

図1　摂食障害入院医療加算

摂食障害に対する入院の評価

治療抵抗性を示すことの多い摂食障害について，専門的な入院医療について評価

㊖ **摂食障害入院医療管理加算** （1日につき）

30日以内　　200点

31日以上60日以内　　100点

【算定条件】
(1) 重度の摂食障害による著しい体重減少が認められる者であること
(2) 当該保険医療機関内に摂食障害の専門的治療を行う医師，臨床心理技術者，管理栄養士が配置されていること
(3) 摂食障害の治療について，一定の実績を有する保険医療機関であること

（増田利隆：平成22年度診療報酬改定栄養関係について、臨床栄養 vol. 116 No7 2010. 6 807-809 より引用）

た状態に回復させる所である。短い在院日数の間に治療を行い在宅や福祉施設、療養型病床群に患者を退院させるためには、個々の患者の病態に合わせた適切なチームアプローチが重要となってくる。

　摂食・嚥下障害患者に対しても、医師や歯科医師、言語聴覚士、看護師、管理栄養士などが専門性を生かし、それぞれの情報を共有しゴールを設定して治療にあたるのが望ましい（表1）。

❖摂食・嚥下障害患者の栄養管理

栄養アセスメント

　摂食・嚥下障害患者は、食事摂取時間が長くかかったり、一度に多くの種類の食品を摂取する事が困難であるために、食事量の低下を招いており、たんぱく・エネルギー栄養障害に陥りやすい。また、栄養素の代謝に欠かせないビタミン・ミネラルも不足しやすい。そして、十分な水分量を確保しにくいために

表1 嚥下チームの主なメンバーと役割

医師	全身管理、リスク管理、検査、訓練指示、ゴール・治療の最終決定 疾病・治療方針の説明と同意
言語療法士	口腔機能、基礎訓練、摂食訓練、構音訓練、高次脳機能評価と治療
理学療法士	頸部体幹訓練、体力アップ、一般運動療法、肺理学療法
作業療法士	失認・失行評価と治療、姿勢、上肢の訓練と使い方、食器の工夫、自助具 バイタル
看護師	サイン、薬の投与、点滴、経管栄養、気切カニューレ、口腔ケア、摂食介助 摂食・嚥下訓練、精神的サポート、家族指導
看護助手	口腔ケア、摂食介助
介護者（家族）	口腔ケア、摂食介助、精神的サポート
管理栄養士・栄養士	嚥下食供給、カロリー・水分などの栄養管理、嚥下食の作り方指導・紹介
薬剤師	調剤（院外処方）、嚥下しやすい薬剤の調整、薬効の説明
歯科医師	齲歯、歯周病など口腔の疾患、義歯の調整など
歯科衛生士	口腔ケア、口腔衛生管理
放射線技師	嚥下造影
ソーシャルワーカー	環境調整、関係調整、社会資源紹介

（藤島一郎：嚥下障害のチームアプローチとその実際、臨床栄養 96（3）：240、2000 より引用）

脱水のリスクもある。その上、誤嚥性肺炎を発症すると肺炎は悪化しやすく、治療にも時間がかかる。そのためには、現疾患の把握、日常生活動作（activities of daily living：ADL）の状態、認知度、麻痺の状態などの全身状態を把握した上で、栄養アセスメントを実施する[1]。

身体計測

身体計測は生体のエネルギー源となる身体構成成分中の体脂肪の消耗状態を評価する簡便で有効な手段である。（表2）[2]

表2 身体計測

項　目	評　価	
実測体重（body weight：BW）		
％理想体重（%IBW）= BW/IBW×100	80〜90%	：軽度栄養障害
	70〜79%	：中等度栄養障害
	0〜69%	：高度栄養障害
％通常体重（%UBW）= BW/UBW×100	85〜95%	：軽度栄養障害
	75〜84%	：中等度栄養障害
	0〜74%	：高度栄養障害
体重変化率 =（UBW-BW）/UBW×100	≧ 2%/1週間	栄養障害の可能性
	≧ 5%/1ヶ月	
	≧ 7.5%/3ヶ月	
	≧ 10%/6ヶ月	
BMI = 体重（kg）/[身長（cm）]2	18.5 <	：やせ
	18.5 ≦〜< 25	：標準
	25 ≦	：肥満
上腕三頭筋部皮下脂肪厚（TSF）、上腕周囲、上腕筋肉周囲、下腿周囲長（cc）		

（小山 諭：身体計測方法、コメディカルのための静脈経腸ハンドブック　南光堂　2008.5 101より引用）

栄養必要量の設定

エネルギー必要量を設定する時の基礎代謝量は、性別、年齢、身長、体重、各種疾病による病態を考慮し、身体計測や臨床検査による栄養評価を実施し、個々にエネルギー必要量を算出する。(表3)[3)4)]

摂食栄養量の評価

摂食調査は、患者にとってどの栄養素が不足しているかを見極めるのに重要である。例えば主食を残すのであれば、エネルギーになる糖質が不足する。主菜を残せばたんぱく質や脂質、微量元素も不足する。野菜を残せばβ―カロチン、レチノールが不足する。また、ビタミンC摂取不足によって免疫能にも影響を及ぼしてしまう[4)]。どの栄養素が不足しているのかを評価して、現疾患

表3 必要エネルギー量の決め方（Harris – Benedict 式の場合）

		計算式
投与エネルギー	基礎消費エネルギー量 （BEE）[kcal/日]	《男性》 66.5＋13.75×体重（kg）＋5×身長（cm）－6.76×年齢 《女性》 655.1＋9.56×体重（kg）＋1.85×身長（cm）－4.68×年齢
	必要エネルギー量 （TEE）[kcal/日] ＝BEE×AF×SF	《活動係数（activity factor:AF）》 　　寝たきり　1.0　歩行可　1.2 《ストレス係数（stress factor:SF）》 　例：小手術1.1 大手術1.2 感染症1.2〜1.8　外傷1.35 　　　（体温　1.0℃ 上昇ごとに0.2ずつアップ）
投与たんぱく質量（g）	TEE÷(kcal/N比)×6.25	
糖質・脂質 （エネルギー）の割合	エネルギー（%）＝｛TEE［kcal/日］－たんぱく質（g）×4｝÷TEE×100 糖質（g）＝TEE［kcal/日］×糖質（%）÷4	
投与水分量 （ml）	30〜35×体重（kg）	

や患者の状態に合わせた栄養状態改善のアセスメントを行い、各スタッフと共にその対応を行う。

水分管理

　摂取水分量と排泄量を確認し、脱水に注意する。摂食・嚥下障害患者は一度に多量の水分摂取をするとムセたり誤嚥したりすることがあるので少量ずつに分けて摂取するのが望ましい。そして、嚥下機能に応じてとろみ調整食品を利用してとろみをつけたり、ゲル化剤を用いてゼリーにして提供する。必要水分量摂取できない場合は無理をせず、静脈ルートを行い、体内水分量の補正を行う。また、経皮内視鏡的胃瘻造設術（percutaneous endoscopic gastrostomy：PEG）が施行されている場合はそのルートを用いる場合もある。水分の投与量は基本的には排泄量と同量となる。水分投与量の決定方法は表4の方法が主に

表4 水分投与量の決定方法

1. 体重から求める方法
   30〜35×体重（kg）
2. 投与エネルギーから求める方法
   1 ml×エネルギー（kcal/日）
3. 体表面積から求める方法
   1,500 ml×BSA（体表面積 m^2）

（文献6より引用）

用いられている。

❖ とろみ調整食品の利用方法

　現場においてとろみ調整食品を利用する場面は、水分補給目的か栄養補給目的（食事として提供する場合）である。実際、とろみ調整食品は多くのメーカーが製品を販売している。水やお茶などにとろみをつける場合は、発現性が早かったり、添加量が少量でとろみが付く製品がある。牛乳、濃厚流動食など乳化剤の入った液体食品や、酸味の強い果汁ジュースに対してとろみが付きにくいのでこれらの食品には、専用の製品も販売されている。また、とろみがついてから安定するまでの時間や経時的変化も製品によって差がある。このように製品によってそれぞれ特性が違うので、使用する際はそのとろみ調整食品を充分理解してから使用しなければいけない。

注意点として、入院時の食事は、医学的管理のもと、医師の指示に基づき、個人の病状に合わせた適切な栄養量を提供しなければならない。摂食・嚥下調整食においても同様であり特にとろみの濃度については個人差もあることから、医師の指示やSTとの協働が大切なものとなる。

とろみ調整食品のとろみの状態の指標

1. 食材を指標にしている場合

　この指標は、一般の食材を用いてとろみの状態を表わしている。例えば「とろみの状態をとんかつソース状に調整するには水100ccに対して1.0g添加する」というように明記されている。この方法は容易にイメージがわきやすく目安にはなるが、各製品によって指標とする食材と添加量も異なるために粘度に

表5 とろみ調整食品の粘度に対しての添加量（水（20℃）に対する添加量（%））

製品	1000 mPa.s	3000 mPa.s	6000 mPa.s	9000 mPa.s
1	1	2	2.6	3
2	—	1.3	2.1	3.2
3	0.75	1.75	3	4
4	1	1.7	2.9	4
5	0.6	1.4	2	2.3
6	1	1.9	3.4	4.9
7	0.6	1.4	2.6	3.7
8	1.07	1.68	2.6	3.52
9	0.8	1.5	2.2	3
10	1	2	3	4
11	0.67	1.17	2	2.67

違いがあるので注意を要する。

2. 粘度を指標にしている場合（表5）

　製品によって添加量に差があり、指示された粘度にするには多くの量を添加しなければならない製品もある。その場合、添加量が増えることによって、食材の風味が変わったり、栄養成分（表6）も変わってしまうので注意をする。また、製品によってはカリウムが多く入っているものもあり、腎障害の患者には注意が必要である。また必要以上に多い添加量が長期にわたると容易にイレウスを併発する場合もある。B型粘度計のような物性測定機器を備えて粘度を調整する方法は、安全な方法であるが、現実では一般病院や施設では不可能であるといえる。

3. Line Spread Test（LST）法を指標にしている場合

　簡易とろみ測定方法として、Line Spread Test（LST）法が考案されている。これは、同心円を使い、試料の平均拡散距離で粘度を計測する方法で、実用においては、とろみ調整食品や食材に応じた基準を作成することが有用である。

　『とろみガイドブック～緑茶編～』（表7）[5]は、主なとろみ調整食品を実際の

表6 各とろみ調整食品の栄養成分

製品	栄養成分 100g あたり										
	エネルギー (kcal)	たんぱく質 (g)	脂質 (g)	糖質 (g)	食物繊維 (g)	ナトリウム (mg)	カリウム (mg)	リン (mg)	カルシウム (mg)	鉄 (mg)	食塩相当量 (g)	水分 (g)
a	302	0.9	0.5	56.9	33.2	1510	160	122	17	—	3.8	4.6
b	270	0.5	0	67	21.9	960	960	－50	340	0	2.43	6.1
c	242	0.6	0.3	59.3	31.4	1580	23	46	32	0.3	4	4
d	260	1	0	60	32	1000	1300	—	—	—	—	—
e	286	0.6	0	50.9	39.8	1150	1330	56.1	25.2	0.36	2.9	3.6
f	259	1	0	63.3	27.9	1000	350	70	38	0.7	2.5	4.2
g	316	0.5	0	66.1	24.5	348	1220	57.1	—	—	0.9	—
h	286	0.5	0.1	55.5	30.3	405	—	—	—	—	—	8.3
i	271	0	0.1	68.1	25	620	—	—	—	—	—	—
j	270	1.3	0	44.7	41.7	1700	989	—	—	—	—	6.6
k	267	0.6	0.3	65.4	26.4	858	434	73	14	0.1 以下	2.2	4.5
l	193	0.8	0.3	46.8	41.5	2040	30	50	38	0.2	5.2	50
m	314	0.6	0	65.4	24.9	1490	586	0	0	0	0	6.7

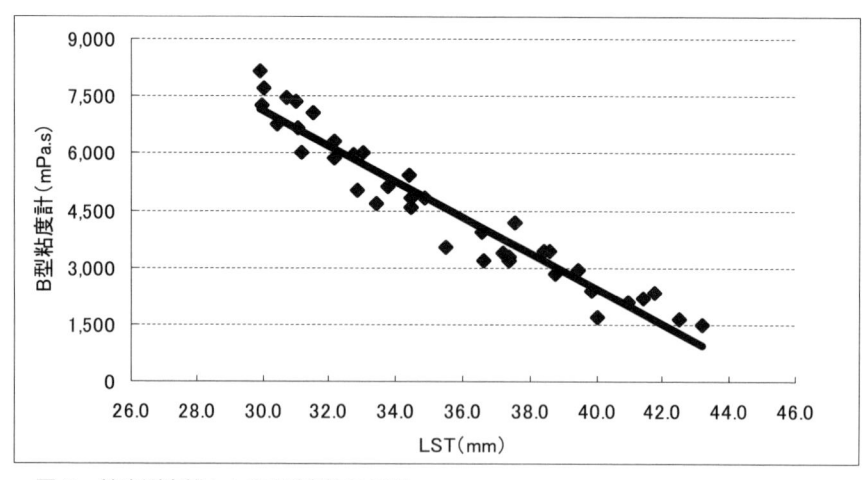

図2 粘度測定値と LST 測定値の相関

表7　現場で使えるトロミガイドブック〜緑茶編〜

添加量	1.00%	1.50%	2.00%	2.50%	3.00%
スルーキンゲi	41.5	37.5	33.5	32.5	31.5
つるりんこ Quickly	42.5	40	37	35	32
トロミスマイル	39	35.5	33	31	30
トロメイク SP	41	37.5	34.5	32	30.5
ネオハイトロミールⅢ	38.5	33.5	30	28.5	27.5
ソフティア SOL	41.5	38.5	35	33	30.5
とろみ名人	43	39.5	36.5	34.5	31
トロメリン Ex	38.5	35.5	33	30.5	28.5
トローミファイバー	41.5	40	36.5	34	31.5
ソフティアスーパーゾル	36.5	32	30	28.5	27
トロミパーフェクト	40	36.5	33.5	32	30
トロミパワースマイル	37	32.5	31	30	28
スワローケアピュア	39.5	37	33.5	31.5	30.5

測定値によるものであるが、実際の現場や在宅において、有用な指標となる。

　このガイドブックを目安にすれば、異なったとろみ調整食品でもほぼ同じ物性に調整することができ、安全な水分補給が可能となる。

とろみ調整後の安定時間

　水、牛乳、ジュースなどの食材によって調整してからの安定時間が違う。水、お茶、スポーツ飲料は一般的に発現性が早いが、それ以外は発現するまでに多くの時間を要する。このことを把握していないと、現場でとろみがつきにくいといって添加量を多くして、時間がたつとかたまったような物性になっている事がある。まして、強すぎるとろみは、患者を窒息させてしまう危険性も伴ってしまう。

とろみ調整食品の利用場面

　各個人によって異なるが、一般的には次の場合である。

① 水やお茶などの飲み物（均質ゾル）にとろみをつける（水分補給目的）
② 味噌汁など、水分と固形を含んだ食品（不均質ゾル）にとろみをつける。（栄養補給目的）
③ お粥など、離水した食品にとろみをつける。（栄養補給目的）
④ 刻んだ副菜にとろみをつけたあんをかける。（栄養補給目的）

【　水分補給目的の場合　】

実際には水やお茶、スポーツ飲料などに添加して提供する。必ず、飲水量や尿量のチェックを行う。もし、1日の必要水分量を経口で摂取できなかった場合は、不足分を非経口的栄養補給法で補給をする。

★とろみのつけ方
　①飲み物や液状食品の液体量を量る。
　②指示された物性になるようにとろみ調整食品を量る。
　③飲み物や液状食品をかき混ぜながら、とろみ調整食品を加える。
　＊牛乳や濃厚流動食などとろみがつきにくい飲み物は、とろみ調整食品を加えて一度かき混ぜてしばらく放置してから再度よくかき混ぜるとよい。またハンドミキサーなどを利用すると作業が楽である。（とろみ調整食品の使用原材料によってはこの方法が適用できない場合もある）
　＊濃厚流動食用のとろみ調整食品も発売されているので、利用してもよい。
　＊『ダマ』ができてしまったら、必ず取り除く。
　＊よいとろみ調整食品の見極め方
　　　①食品の風味や色を変えない
　　　②べたつき過ぎない（適度な粘性・付着性）
　　　②『ダマ』にならない（適度な均一性）
　　　③まとまりやすい（適度な凝集性）

【　栄養補給目的の場合　】

　食事にとろみをつけて提供する場合のベースはミキサーにかけた状態のものにとろみをつける場合が多い。調理する段階で最も注意しなければならない事はミキサー食をつくる段階での、固形量に対する加水量である。固形量が少なく加水量が多いと、とろみ調整食品の添加量は増やさないと求められている物性にならない。ここで問題になるのは、固形量が少ないと食事のみでは必要栄

養量の確保はできないので、固形量は必ず量り、それに対する割合の加水をしてミキサーにかけるようにする。このときに、認識しないといけないのは、通常の食器（例えば80ｇ入る小鉢）なら、もとの食材は半分（40ｇ）しか入らないということである。それを想定しての献立と栄養量の算出をしないといけない。

＊とろみのつけ方（基本）
① 調理した食材を計量する。
② 食材と加水量（ミキサーがまわるための最小の量）1：1の割合で、加水量を量る。
③ ミキサーにかけ、とろみ調整食品を添加してよくかき混ぜる。このときの添加量は製品によって違いがあるので、求められている粘度になるように添加量を設定する。

＊食材によっては1：1でもなめらかなミキサー食ができない場合もある。この時は、加水量を少し増やすが、最低量の加水量に留めておく。（1：1.2から1：1.5まで）
＊芋料理などのデンプンが入っている食材は、とろみがつきやすいので、添加量は控える。
＊厨房でとろみをつけて提供する場合は、実際に患者の口に入る時の物性を考慮して厨房での調理時間を決定する。
＊ベッドサイドでとろみをつける場合は、添加してすぐにかきまぜるが、瞬間的には発現性はでてこない場合が多い。5分くらい時間をおいた物性を考慮して添加量を調整する。

❖まとめ

1. 摂食・嚥下障害患者の栄養アセスメントは、現疾患、ADL、認知度、麻痺の状態などの全身状態を把握した上で実施し、栄養量の設定をする。
2. 専門職の摂食・嚥下評価に基づいた物性・形態の嚥下食を提供する。
3. 患者が摂取している場面を観察し、求められている嚥下食を提供できているかを確認をする。
4. 摂取量を把握し、必要栄養量が確保できているか評価をする。不足分は、

経口または非経口的強制栄養で補う。この場合は必ず、主治医に報告、指示を受ける。
5. 現場で使用するとろみ調整食品の特徴をよく理解してから使用する。この点に習熟することが重要である。
6. とろみをつけすぎると危険な口腔残留や咽頭残留をひきおこすので、個々にあったとろみかげんにする。
7. 患者様個々の嗜好を考慮し、見た目、香り、味などを工夫し、美味しく、そして尊厳ある食事の提供をする。

【参考文献】
1) 巴美樹・井上由紀：管理栄養士技術ガイド　文光堂　2008　188-198。
2) 渡邊榮吉：病態栄養専門師のための病態栄養ガイドブック　メディカルレビュー社　2008　57-62。
3) 今井佐恵子：管理栄養士技術ガイド　文光堂　2008　198-204。
4) 巴美樹：管理栄養士技術ガイド　文光堂　2008　463-468。
5) 大宿茂、房晴美：第16回日本摂食・嚥下リハビリテーション学会一般口演。
6) 佐々木雅也、栗原美香：臨床栄養別冊　JCNセレクト　医歯薬出版株式会社　2011　31。

3　高齢者福祉施設でのとろみ補助食品の利用方法

増田　邦子

　高齢者老人福祉施設でも加齢にともない咀嚼・嚥下機能が低下し、摂食困難による低栄養・脱水状態などに陥ることが多くみられるが、多職種とともに経口維持のためのチームアプローチを行い、摂食方法を考慮した個別対応の食事管理を行うことで摂取可能となってくる。

❖摂食機能に対応した安定した食形態の提供

　栄養部門における　嚥下調整食の提供方法は調理スタッフとの連携をおこない、摂食機能に対応して安定した食形態で提供できることが1番の課題である。飲み込みやすい食事の条件は、密度が均一、適度な粘度でばらけない、咽頭通過時変形性があり、硬さは軟らかくべたつきがないなどの物性が望まれる。

　高齢者向きにやわらかく口あたりのよい料理に食べやすく調整した食事を提供する。調理の際には、必ず複数の職員で味見をする。また、食事介助担当の介護士にも食前に嚥下調整食の試食を行ない食形態やテクスチャーを確認する。栄養士はミールラウンズで摂食状況や時には調理職員とも観察を行い、毎食の残菜をみて食べられない原因を共に追究することが大切である。

　食形態の硬さ、食べやすさ、口当たり、飲み込みやすさなど多職種が参加する食事委員会などで委員による摂食機能にあわせた食形態表を作成して施設内で共有化していく。約束食事箋にも記載し、個々の摂食状況に応じた個別対応の食事を提供する。

❖とろみ補助食品を利用した献立の展開例

　高齢者は長年慣れ親しんできた家庭的な食事を好まれるので、嚥下に障害があってもやわらかい食事で安全に飲み込みやすく工夫をして食べる喜びを実現

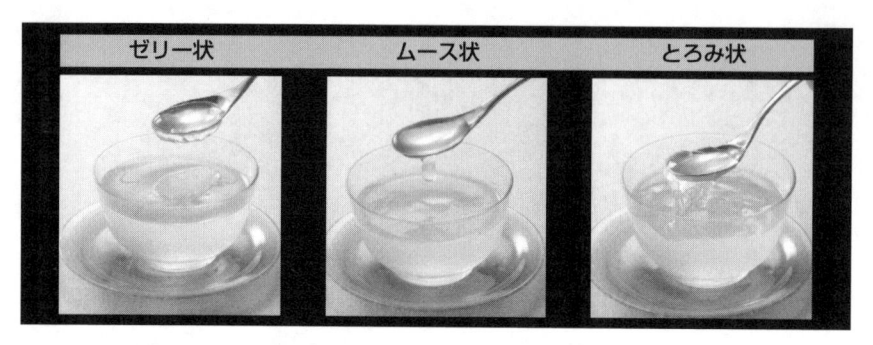

図1　摂食機能低下時の水分補給
（とろみ補助食品：摂食状況に応じて水分の形状を変える）

できる嚥下調整食であることが重要である。摂食機能に対応した食形態を調理により調整し、高齢者向きの食事を"やわらか食"から"ゼリー・トロミ食"まで大きく4段階にわけ食事を展開する。とろみ補助食品を利用し摂食状況に対応した嚥下調整食に調理する。旬の食材や好物を盛り込みながら、高齢者向き献立やわらか食から嚥下調整食へのとろみ補助食品で食べやすく工夫し展開例として紹介する。表1に「摂食機能に対応した食形態と調理の工夫」とろみ補助食品を利用した献立（軟らか赤飯、刺身、かぼちゃの煮物くるみあんかけや、そうめんのすまし汁、果物は柿・なし）「ハレの日の食事」を、展開し写真で表示、表として作成する。この表は、入居者の施設入所時に適切な食形態や食事内容の選択ツールとしても使用する。

❖とろみ調整食品使用方法のポイント

　介護の現場において、水分補給時は介護士によるとろみ調整が行われ、摂食状況にあった適切な濃度で使用するためにとろみ調整食品の使用方法のマニュアルが必要となる。
　とろみ調整食品の使用濃度の目安では、水分量に対してスプーン1杯などの表示が比較的多く用いられる。適切なとろみづけを行うためにコップやスプーンはいつも同じものを使用する。とろみの濃度はスプーンの形状の違いによりホールの深さで浅い、深いなどでスプーン1杯の量でも違い、スプーンを統一してもすくい方しだいですりきりや山盛りなど量が倍の量になることもあり濃

度は大きく違ってくるので注意が必要である。(図2)

　適切な濃度で提供するためにとろみ調整食品の使用方法をマニュアルシートとして作成し施設内で共有する。(図3-1-3)

1) とろみ調整食品の使用方法ではダマにならないように水分に均一に溶かし、スプーンですくってとろみの濃度を確認する。(図3-1)
2) 摂食状況にあった適切な添加量による違いを画像で示し添加量を確認する。(図3-2 とろみ調整食品の添加量の目安)
3) 食材による違いやとろみ調整食品粘度の経時変化なども画像で表示して適切な粘度を確認する。(図3-3)
4) 特に嚥下困難な方にはとろみ調整食品添加後の粘度をみるため、リング法をもちいて広がりをみて職員間で添加量の違いがないか粘度を比較する。

❖摂食状況にあわせた適切な食形態・とろみ補助食品の選択

　介護老人福祉施設でも栄養ケア・マネジメントが施行されるようになり、要介護状態にある高齢者の低栄養状態を早期に発見するために、多職種協働により生活全体のアセスメントと摂食・嚥下残存機能評価、咀嚼の程度、舌の動き、口腔内麻痺の程度、残存機能を評価して摂食状況にあわせた食形態について検討する。また、重度の摂食嚥下困難な方では、経口維持をするための専門的なチームアプローチが必要となる。嘱託医師管理のもとに口腔ケアリハビリチームで歯科医、言語聴覚士による嚥下評価を行い、看護師、介護士、管理栄養士などにより食事内容と食形態・摂食方法の工夫をカンファレンスにて検討し食形態・とろみ補助食品の選択する。

❖とろみ補助食品を使用した嚥下調整食の調理の工夫

1) 食材の硬さや特性により、切り方を工夫する。繊維をきり火の通りをよくしてやわらかく調理をする
2) つなぎの工夫で豆腐、卵、油分などの利用でひき肉料理ハンバーグなどもふっくらと口当たりよくする。冷凍の介護食用すりみ、はんぺん、長芋、ケチャップなどを利用してもなめらかさを増す。

表1 摂食機能に対応した食形態の調理の工夫(とろみ補助食品を利用した献立の展開例)

食形態区分	①主食:やわらか赤飯	②主菜:刺身盛り合わせと菊花かぶ
	米1/2カップ (米…45g もち米…30g) 小豆…3g ごま塩…適量	まぐろ…40g ほたて…20g 甘エビ…10g しそ、大根、しょうゆ…各適量 菊花かぶ:かぶ…30g イクラ、酢、砂糖、塩…各適量
Ⅰ やわらか食 容易にかめる	赤飯は「米」と「もち米」を3:2の割合で混ぜ、水分を1.3～1.4倍で炊くと、軟らかくまとまる。ささげは皮が硬いので小豆を使用する。	まぐろは切れ目を入れ、ほたては横2～3枚の薄切りにして、噛みやすくする。つま切りにした大根は短めに切る。甘酢漬の菊花かぶを添える
Ⅱ やわらか一口食 歯ぐきでつぶせる	米からの場合は、米重量の5～5.5倍の水を加え50分くらいかけて小豆粥を炊く。赤飯からの場合は、赤飯に対して2倍程の水を加えて炊き込む。	刺身はさらに一口程度に切って、種類別に盛り付ける。一口大の菊花かぶを添える。
Ⅲ やわらかつぶし食 舌でつぶせる	「やわらか一口食」よりも少し水分を多く加え、ゆるめの小豆粥にする。ごま塩はすったものをかける。	種類別に包丁でたたき、まとまりよく素材のねばりをだし盛り付ける。つけしょうゆに「とろみ調整食品」を加えただし汁でとろみをつける。
Ⅳ やわらかゼリー・とろみ食 噛まなくてよい	小豆粥をミキサーにかけ、ペースト状にするか、ゲル化剤でゼリー状にする。飲み込みの状態に応じて、水分を加減する。	種類別に包丁でたたきすりつぶし、形を整える。菊花かぶは「とろみ調整食品」を加えてミキサーにかける。つけしょうゆはとろみをつける。

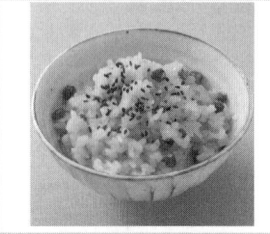

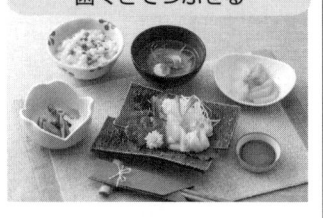

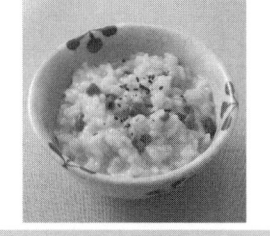

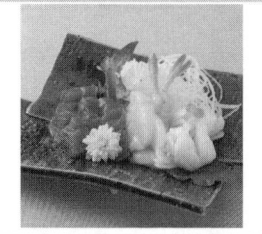

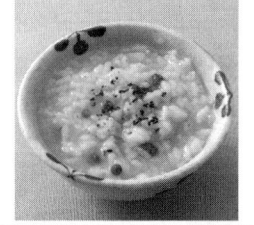

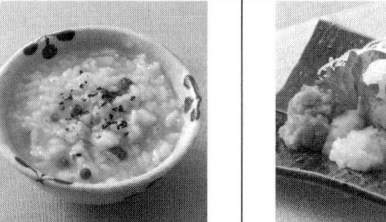

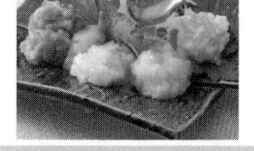

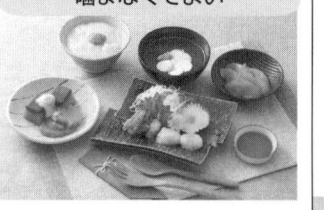

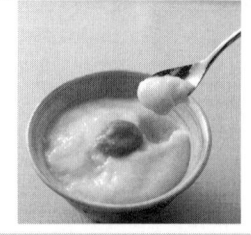

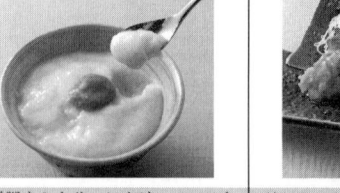

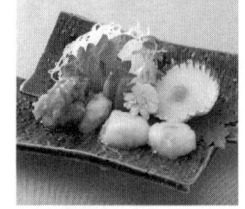

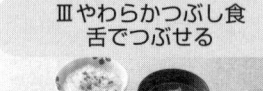

(調理・制作　管理栄養士　増田邦子)

③副菜：かぼちゃのくるみかけ	④汁物：そうめんのすまし汁	⑥果物：柿となし
かぼちゃ…50g　にんじん、さやいんげん、しめじ…各15g　くるみ、みりん、砂糖、しょうゆ…各適量	そうめん…5g　白身魚のすり身…10g　だし汁…120cc　みつば、うす口しょうゆ、塩…各適量	柿…30g　なし…40g
野菜は食べやすい大きさに切って、やわらかく含め煮にする。くるみと調味料をすりばちまたはミキサーにかけ、くるみあんにする。	そうめんは食べやすい長さに切りゆでる。火をとおしたすり身またははんぺんを型抜きして浮かべる。	やわらかいものを選び、硬さに応じて一口サイズに薄めに切る。
それぞれ硬さを考慮しながら、長さや厚みなど一口大に食べやすく切る。くるみあんをかける。	そうめんは食べやすいように、4〜5cmほどの長さに切る。	なしはコンポートにする。柿は噛みやすいように、薄めに切る。
つぶしたかぼちゃ、いんげん、しめじをを彩りよく盛る。とろみのあるくるみあんにからませて食べる。	そうめんは食べやすいように、2〜3cmほどの長さにし、「とろみ調整食品」または片栗粉でとろみをつけた汁をはる。	柿は少量の砂糖をふりかけてつぶし、とろみをつける。なしはコンポートをつぶすか、ゼリー状にする。
それぞれ飲み込みやすいようにペースト、もしくはゲル化剤でゼリー状に固め、くるみあんをかける。	「とろみ調整食品」または片栗粉でとろみをつけた汁に、ミキサーにかけペースト状にした具を彩りよく浮かべる。	ミキサーにかけ、ゼラチンやゲル化剤でやわらかいゼリー状にする。

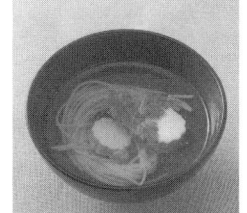

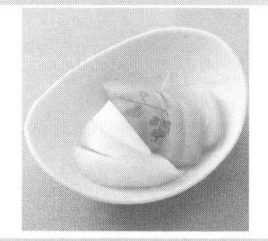

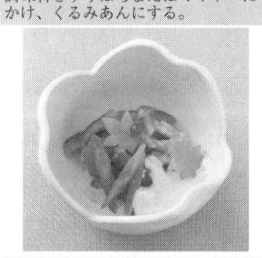

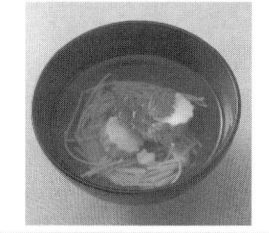

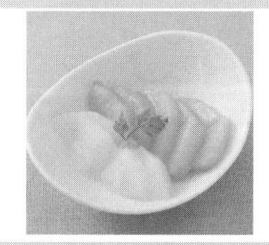

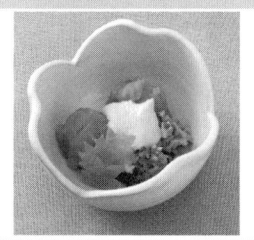

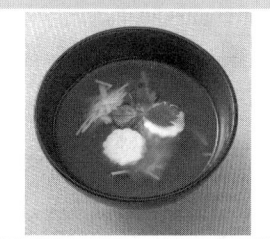

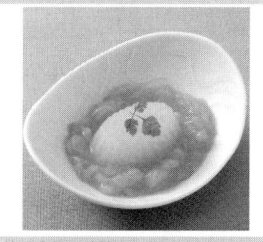

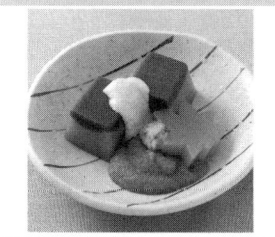

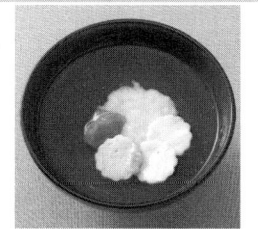

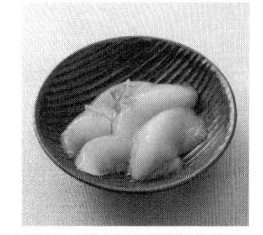

硬さの程度

4. 実際の現場から

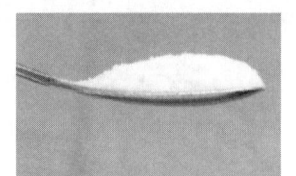

浅いスプーン　　　深いスプーン

スプーンの形状の違いで、すくえる量は大きく違ってくる。

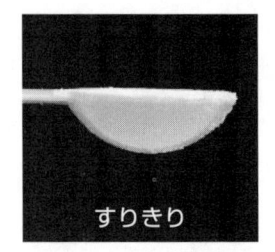

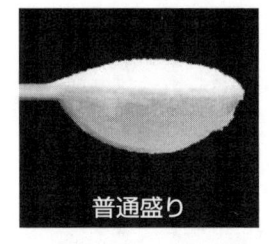

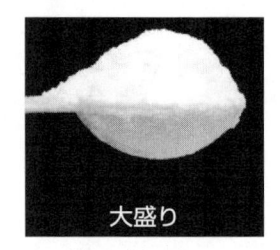

すりきり　　　普通盛り　　　大盛り

図2　すくい方の違いによる量の違い（スプーン1杯）

方法1

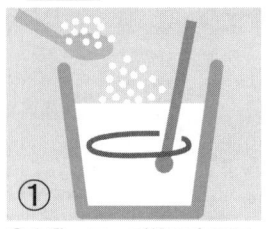

① 牛乳・スープ等の食品に、とろみ調整食品を少しずつかきまぜながら加える。

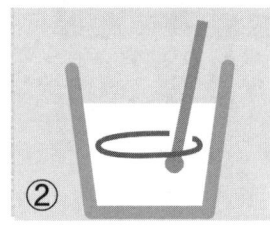

② 均一なとろみができるまでかきまぜる。

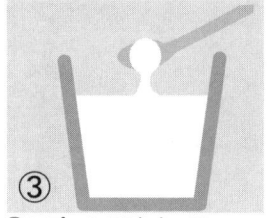

③ スプーンですくって濃度を確認する。

方法2

① とろみ調整食品を先に入れる。
② ある程度の水流で飲料を流しいれてかきまぜる。
③ スプーンですくってとろみ濃度を確認する。

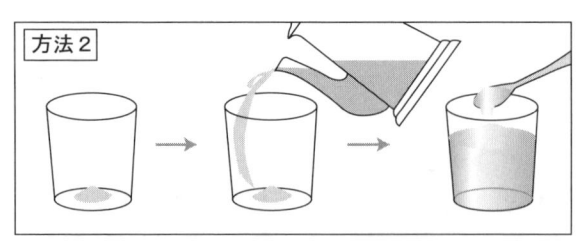

図3-1　「とろみ調整食品」の使用方法

弱めのとろみ	中くらいのとろみ	強めのとろみ
（フレンチドレッシング状	とんかつソース状	ケチャップ状）
小さじ（5cc）	中さじ（10cc）	大さじ（15cc）

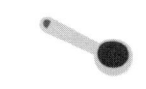

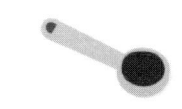

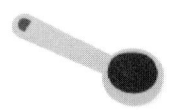

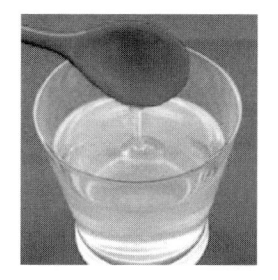

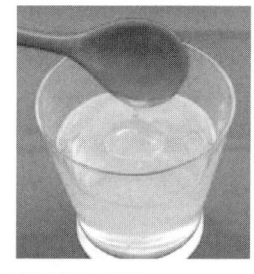

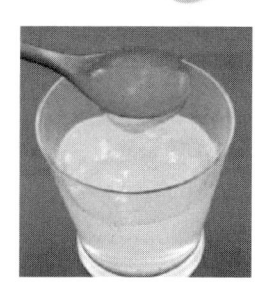

図3-2 「とろみ調整食品」の添加量の目安
　　　100cc水分に対しての使用量の確認

3) 食形態を調整する調理器具フードプロセッサー、ミキサーの使い方では適度の水分と粘性をみる。
4) とろみ補助食品は種類により食材との相性があるので使い方を工夫して選択する。
5) 食欲を高める工夫では彩りよく摂食状況を考慮した盛り付け調整が必要となる。

　嚥下調整食の食形態では食材により粘性の違いや温度管理には十分注意する。テクスチャー調整のためにとろみ補助食品は使用濃度も重要になる。次々に新しいとろみ補助食品が開発され、最近では、使用量が少なく味の変化やべたつきも少ないキサンタンガム系のとろみ調整食品や、温くても冷たくても提供できるゲル化剤、非加熱のゲル化剤も開発されたため、その場でテクスチャー調整も可能になっている。また、嚥下食ではゼラチンゼリーが推奨されているが、終末期では一人ひとり機能障害の程度が異なるため、たとえば口腔内の食塊の保持時間の長い人などではゼリーが溶解し、むせの原因となりとろみ調整食品のとろみのほうがよいこともある。この場合、嚥下障害の程度に応じて食事にコーティングしたりとろみ補助食品を混合することによって、その人の

5分後完成状態を確認する

― 牛乳 ―

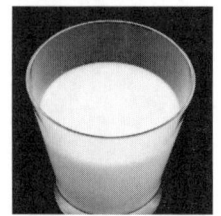

①牛乳

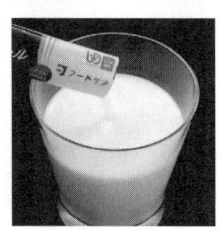

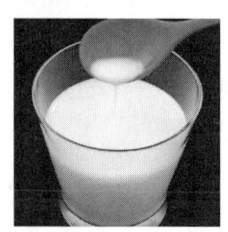

②混ぜながら
とろみ剤を加え
1分間まぜる。

③直後の状態
（さらりとした状態）

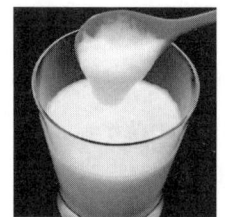

④5分置いた状態
さらに混ぜると
しっかりとろみがつく

― 味噌汁 ―

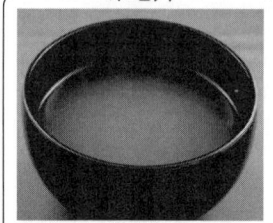

①暖かい味噌汁

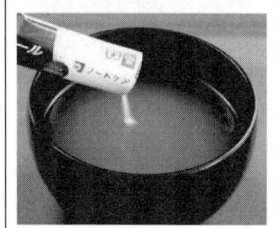

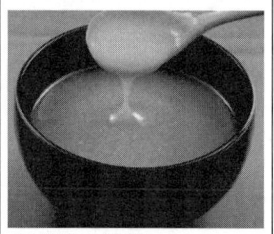

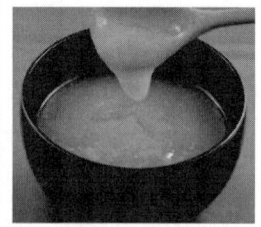

②混ぜながら
とろみ剤を加え
1分間まぜる。

③直後の状態
（さらりとした状態）

④5分置いた状態
とろみ完成

― お茶 ―

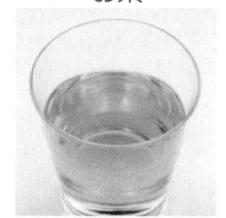

①お茶

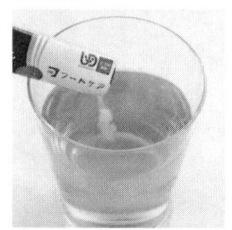

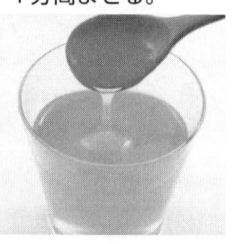

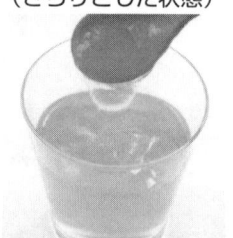

②混ぜながら
とろみ剤を加え
1分間まぜる。

③直後の状態
（さらりとした状態）

④5分置いた状態
とろみ完成

資料作成：㈱フードケア協力

図3-3 「とろみ調整食品」粘度の経時変化　食材による違い。粘度の経時変化。

摂取できるテクスチャーになることもありとろみ補助食品の特徴を理解して調整し，摂食方法の工夫をすることが必要である。

とろみ補助食品ゲル化剤の特徴

- ゲル化剤を入れ加熱（80℃以上）をする必要がある。
- 加熱後、冷却する必要がある。
- 食材により水分量が異なるため加水量を調節する必要がある。
- 果汁や酢の入った酸味の強い食品に使用する場合は固まらないことがある。
- 完全に溶けていないとゲル化しない場合がある。
- 冷凍保存可能なものもあるが離水しやすい。などの問題点がある。

❖水分補給の工夫（とろみ補助食品を使用）

　高齢者は脱水症状を起こしやすく、食事以外に一日1,000 ml 以上の水分摂取が必要となる。摂食・嚥下機能の状態に応じてムセを軽減するために、水分はとろみ状、ムース状、ゼリー状などで提供し、とろみ補助食品を使用し粘度調整して安全に水分補給ができるように配慮することが大切である。（図1 摂食機能低下時の水分補給）

　水分量を確保するため、ポカリスエット、お茶、麦茶のほか、嗜好にあわせて、薄味のりんご、はちみつ、黒蜜、オリゴ糖などで風味づけをして、軟らかいゼリー状のとろみ水を作り水分補給ができるように配食する。

　食事は自分のペースで食べられてこそおいしいものなので、残された機能を生かした食形態とともに安全な食べやすい食具で摂食状況にあった一口量などを検討して提供する。

　介護の現場では食事介助の場合限られた職員で水分補給に十分な時間をかけることもできないため、食形態とともに摂食方法の工夫も重要である。とくに、開口困難や口唇での取り込み食塊の送り込み飲み込みが困難な人、体幹保持が困難な場合には、ドレッシングボトルに軟らかいシリコンのノズルを付け水分補給容器（300 cc）にすると有用である。（図4）ノズルから吸ったり、または状態により容器を軽く押し奥舌の上にのせて、食介助の工夫をする。ノズ

ルは摂取方法によりカットして長さを調節し、飲み込み困難な人には少量を介助スプーンにとって介助する。軟らかいノズルで、摂食状況にあわせて量の調節もでき、ベッドサイドでも容易に摂取させることができるので介護者からも水のみより危険が少ないと好評である。

また、食事のときはお茶ゼリーを湯のみやカップに作り、スプーンを使って食介助、または自力摂取している入居者にとって安心、安全、安楽な食介助が大切である。このような工夫によって必要な水分量の摂取が可能になると口腔内が唾液でうるおい食物残渣が少なくなり、炎症や乾燥が少なくなってくる。

介助スプーン
嚥下困難がある時
介助スプーンで1口量調整
シリコン
先のとがったもの
浅めのもの

開口困難がある時
水分補給ゼリー
シリコンのノズル
ドレッシングボトル

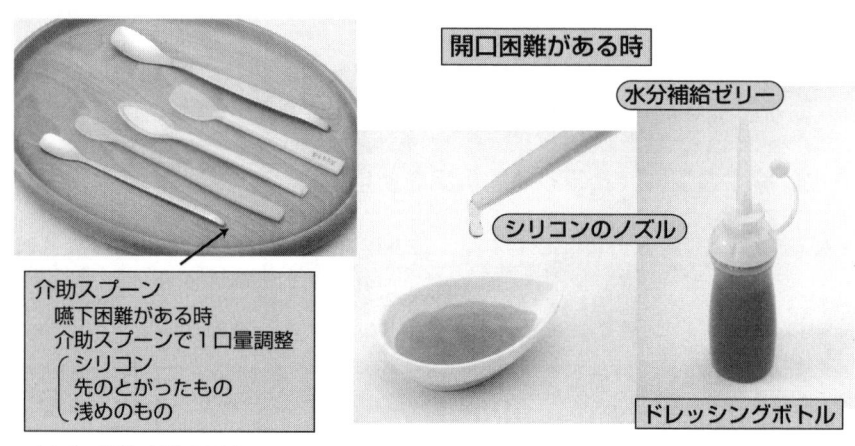

図4 摂食方法の工夫

❖まとめ

施設内多職種で摂食・嚥下調整食を学ぶ勉強会を開き、調理担当者にも調理方法やとろみ調整食品を使用しテクスチャーの違いによる飲み込みやすさを体験してもらい嚥下内視鏡による嚥下評価を「おいしく安全な食形態とは、嚥下時の動態、食塊形成・摂食方法による嚥下の違い」を動画映像で学んでいる。とろみ調整食品で調整された食形態の嚥下の動態を映像でみることで職員が食形態の調整や提供方法の意識が大きく変わってきている。

摂食・嚥下障害に起因する「脱水」、「誤嚥性肺炎」、「低栄養」等のリスクを持つ高齢者に個々の摂食機能に応じたとろみ補助食品の利用で食事による栄養補給や水分の摂取が可能になり、食の楽しみがふえ、体重の増加や、血清アル

ブミン値等の変化がみられ要介護高齢者の全身状態を改善するケースもあり、安定した生活を送ることにもなる。

　口を使って食事を摂ることの意義を再認識し、高齢者一人ひとりの摂食・嚥下機能を適切に評価したうえで、摂食方法を工夫し経口での食事を実現していくことが、高齢者のQOLを高めることはもちろん、人間としての尊厳を取り戻すことにもつながっていくのではないかと考えている

【参考文献】
1) 道健一ほか：摂食機能療法マニュアル医歯薬出版 pp. 137-145、2002。
2) 手嶋登志子、大越ひろ：おいしく食べてQolを高める高齢者の食介護ハンドブック。医歯薬出版、2007。
3) 増田邦子：高齢者の食事と栄養～摂食機能に対応した高齢者の食事～：保健の科学 51（7）：485-490、2009。
4) 増田邦子：嚥下障害食を施設の中でどう教えるか　医と食 VOl. 2 NO. 2。
5) 増田邦子：摂食嚥下障害～栄養ケアの実際～：臨床栄養 VOl. 119 NO. 4 2011. 9。

4 委託給食企業の立場でのとろみ調整食品の利用方法

品川　喜代美

❖給食の外部委託率

　病院給食の外部委託は、1986年に解禁された。1991年（平成3年）の病院給食の委託率は19.9％、2009年（平成21年）は62.3％で、解禁以来増え続けている[1]（図1）。受託施設の種別施設数では、2006年度以降、特別養護老人ホームの受託施設数が最も多くなっており、受託病床数は、病院が最も多い[2]（図2、3）。現在、病院および高齢者施設給食の外部委託率が高い割合を占めるようになり、委託給食会社における食事の質が全体の質に与える影響は、大きいといえる。

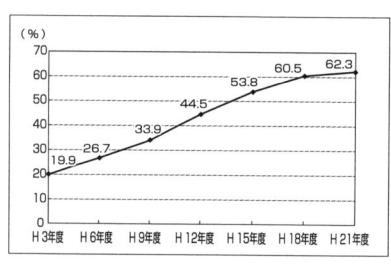

図1　患者給食の委託率

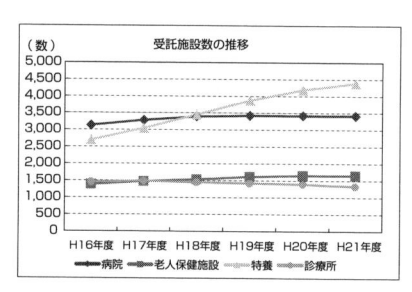

図2　受託施設数の推移

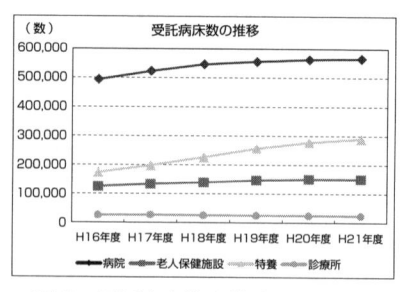

図3　受託病床数の推移

❖受託先病院・高齢者施設の食事形態について

2006年5月に、全国で弊社が受託している病院・高齢者施設450件を対象に、当社栄養士・管理栄養士に対し、「摂食・嚥下機能に低下が見られる利用者・患者にむけた食事提供」の実態調査を実施した。

調査対象施設の種別

病院125件（42%）、介護保険施設91件（30%）、病院・介護保険施設併設型10件（3%）、デイケア・デイサービス29件（10%）、その他老人ホーム44件（15%）であった（表1）。

表1　施設の種別

施設の種別	件数（%）
1）病院	125件（42%）
2）介護保険施設（特養、老健など）	91件（30%）
3）病院・介護保険施設併設型	10件（3%）
4）デイケア・デイサービスのみ	29件（10%）
5）その他の老人ホーム	44件（15%）

提供されている食形態の種類

普通食のみの1種類から最大9種類で対応されており、4～5種類の段階を設けて提供している病院・施設が多く見受けられた（図4）。

食形態の種類と特徴

アンケートに記載された食形態の名称を、漢字・ひらがな・カタカナによる表記の相違などを考慮し、特別養護老人ホーム潤生園で提供されている「介護食」の分類[3]および、日本介護食品協議会が在宅高齢者を対象として設定した「ユニバーサルデザインフード」[4]の区分から、名称と同義語に該当するものを4つに区分し、表3に示したグループに区分した。Aグループは、「普通食」を調理したままの姿・形で提供する形態。Bグループは、歯の欠損・義歯

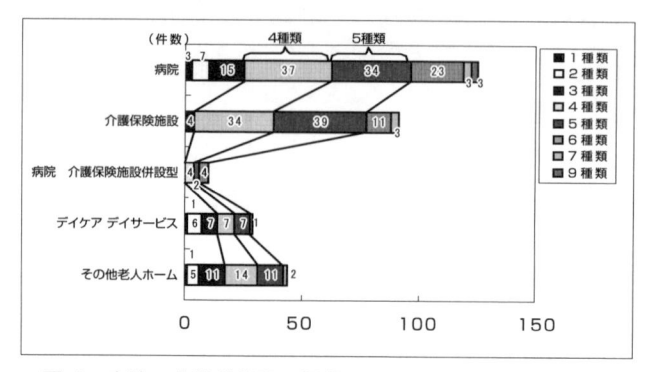

図4 病院・高齢者施設で提供している食形態の種類

といった理由で咀嚼力が低下し、普通食では噛みにくい・咀嚼しにくい、また、麻痺の影響により箸が使えないという理由から、調理したものを一口サイズにカットしたものや、さらに軟らかく仕上げた形態。Cグループは、咀嚼機能の低下や食塊形成がうまくできない・嚥下力の低下が見られるといった理由で、食事を細かく刻み、トロミをつけたり、食事の際にお粥と併せて食べる形態。Dグループは、咀嚼機能・食塊形成機能・食塊を喉の奥へ送り込む機能や嚥下機能の低下が見られる人に対し、ミキサーにかけた滑らかなゾル状のものや、さらにゼラチンや寒天などで凝固させたゲル状の形態の食事である。表2に、その分類と実際に病院・高齢者施設で実際に使用されている食形態の名称を整理した。Cグループ、Dグループにおいて、「とろみ」「トロミ」の記載が見られ、食事の粘度調製にとろみ調整食品が用いられた食事が提供されている。

普通食以外の形態の食事を食べている喫食者の特徴

提供されている食形態の喫食者の「対象者の特徴」は、「歯の欠損・義歯の不具合」「義歯の装着有り」「咀嚼力の低下」「嚥下力の低下」「嚥下困難」「食事介助有り」「手の不自由・箸の使用不可」「麻痺症状有り」「体調不良」「消化機能の低下」が挙げられた。普通食以外の食形態を食べている人の特徴を、身体機能でまとめ、特に「咀嚼機能」、「嚥下機能」について分けたものを表3に示した。

表2　食形態の分類と実際に用いられている名称

	名称	病院・施設で使用されている名称
A	普通食	普通食・固形・姿・形
B	軟菜食	軟菜・熟煮食・粥菜・五分菜・マッシュ・ソフト食
	荒刻み・刻み	粗きざみ・粗切り・粗きざみ・大きざみ・粗細かきざみ（固いもののみ）・きざみ・きざみ中・軟菜きざみ・千切り
	一口大	一口大・一口大カット・一口きざみ・サイコロ
C	刻みとろみ	きざみトロミ・極きざみトロミ・超きざみトロミ・トロミ食
	極きざみ	小きざみ・あられ・極きざみ・極小きざみ・細きざみ・超きざみ・超みじん・超フレーク・ブレンダー
D	ミキサー食・ペースト食	ミキサー・ペースト・流動状・とろみ食
	嚥下食	嚥下食・移行食・ゼリー食・プリン食・経口準備食

「b.嚥下機能の低下」は、Cグループ「刻みとろみ・極刻み」を食べている人の特徴の中で22.6％、Dグループ「ミキサー食・ペースト食」を食べている人の特徴の中で約50％を占めていた。これらのことから、食形態の形状がより細かく、滑らかになる食事ほど、喫食者の特徴に占める嚥下機能の低下の割合が増えていることがわかる（図5）。

表3　普通食以外の食形態を食べている人の特徴

分類	喫食者の特徴
a： 咀嚼機能の低下	義歯の欠損・義歯の不具合
	義歯の装着有り
	咀嚼力の低下
b： 嚥下機能の低下	嚥下力の低下
	嚥下困難
c： 身体機能の低下	食事介助有り
	手の不自由・箸の使用不可
	麻痺症状有り
	体調不良
	消化機能の低下

❖とろみ調整食品の使用事例

　高齢者施設や病院の食事では、とろみ調整食品や嚥下食用固形化改良剤を用いて、お茶や水分補給飲料にとろみをつけたものや、ゼリー状に固めた食事を提供している。これは、疾病や高齢化にともない飲み込む力が低下した人に対して、誤嚥によるむせこみや食べこぼしを防ぐ目的で行われている。病院・高

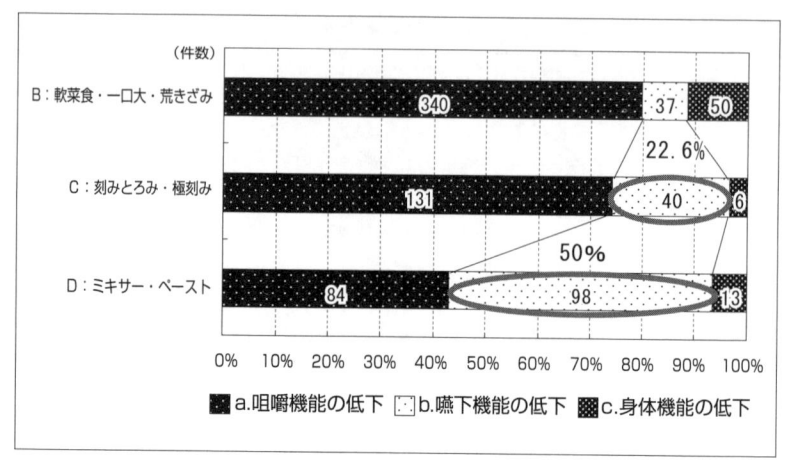

図5 各食形態区分における普通食以外の食形態をたべている人の特徴（複数回答）

齢者施設において、とろみ調整食品と嚥下食用固形化改良剤の製品数種類を用いて、料理や飲み物のテクスチャーの改良を行っている。

とろみ調整食品の使用状況

2010年度に弊社の受託先病院・高齢者施設107件に対し、とろみ調整食品に関するアンケート調査を実施した。107件中、有料老人ホーム、ケアハウスなどの一部を除き、102件でとろみ調整食品が使用されていた。使用している受託先1ヶ所あたりにおけるとろみ調整食品の取り扱い数は、1種類が最も多く、全体の約75％を占めていた。また、3種類を使用していた3件は、全て病院であった（図6）。

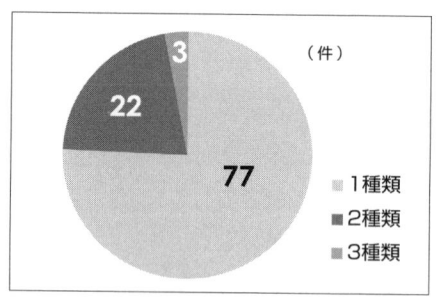

図6 とろみ調整を使用している種類

とろみ調整食品の主原料別における使用状況

使用されているとろみ調整食品は、主原料にデンプン系を用いた第一世代、グァーガム系を用いた第二世代、キサンタンガム系を用いた第三世代の製品がある。デンプン系は、粘度が素早くつき、時間経過による硬さの変化が少ないのが特徴だが、高濃度になるほど口腔内や飲み込んだ後のべたつき感が増し、お茶に混ぜると緑色が灰色系に変わり、見た目や風味を損なうなどの欠点がある。

次に開発されたグァーガム系は、デンプン系に比べて少ない使用量で粘度がつくが、粘度が安定するまでに時間がかかる。さらに開発が進められたキサンタンガム系は、粘度が安定するまでの時間がグァガム系よりも短く、時間経過による硬さの変化が少なく、口腔内でべたつきにくく、お茶の色彩や風味を損なわないなど、デンプン系、グァーガム系に比べて優れた製品になっている。

先のアンケート調査で使用されている製品は、キサンタンガム系で13種類、グァーガム系で2種類、デンプン系で2種類の製品が挙げられ、キサンタンガム系のとろみ調整食品を使用している受託先が最も多かった（図7）。

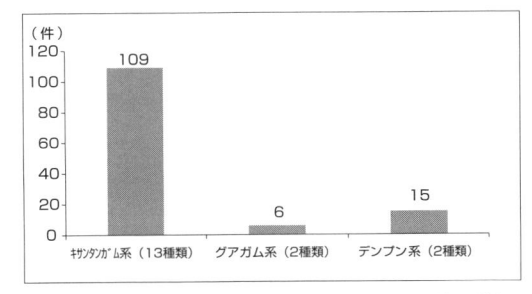

図7　とろみ調整食品の主原料における使用状況
（2010年度　シダックス受託先病院・高齢者施設107件アンケート調査結果）

とろみをつけている食品

また、とろみをつける飲料には、お茶、牛乳、コーヒーなどがあり、料理には、ミキサー食、味噌汁、お粥、あんかけ、流動食に用いられている（図8）。とろみ調整食品は、冷たい飲み物や食品に混ぜて手軽にとろみをつけられるのが特徴である。加熱できる食品に対して、片栗粉などのデンプン類を用いても手軽にとろみをつけることができるが、味噌汁やお粥、あんかけなどの温かい料理に対しても、とろみ調整食品が用いられていた。

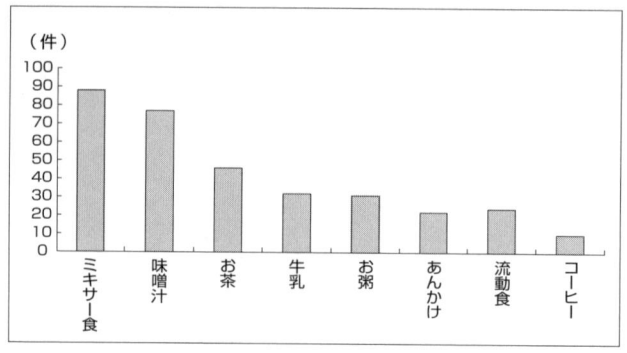

図8 とろみ調整食品に用いている食品・飲料について（複数回答）

（2010年度　シダックス受託先病院・高齢者施設107件アンケート調査結果）

受託先におけるとろみ調整食品の選定理由

受託先で、現状のとろみ調整食品の選定理由は、「先方から指定されている製品だから」、「以前から使用しているから」、「会社の指定食材だから」、「コストが安いから」、「ダマになりにくいから」、「とろみがつくのが早いから」など

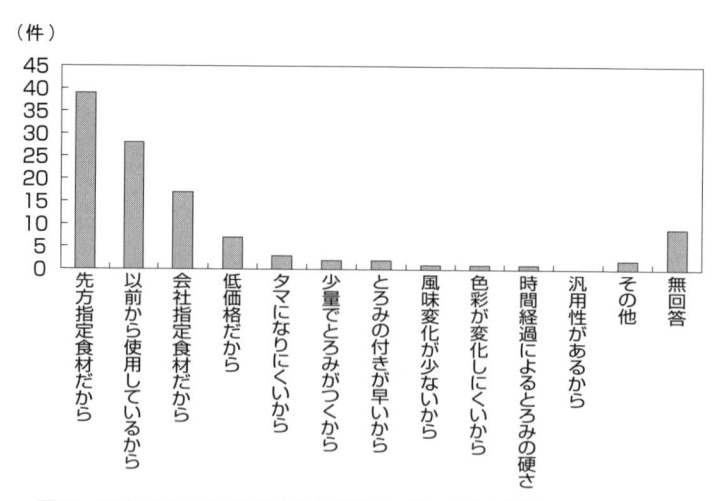

図9　現在のとろみ調整食品を使用している主な理由
（2010年度　シダックス受託先病院・高齢者施設107件調査結果より）

が挙げられた（図9）。委託側栄養士が、多種類の製品の性能を比較して選定されているケースは少なく、先方指定や会社指定、以前から使用されているものを習慣的に使用しているケースが多くみられた。

現在使用しているとろみ調整食品の問題点

現在、使用しているとろみ調整食品に関する問題について107件中29件が「ある」と回答した。具体的な問題点は、「とろみの硬さが時間で変化する」、「ダマになりやすい」、「とろみの硬さが一定にならない」「とろみがつきにくい食品がある」「混ぜたものは、味が悪くなる」など、食事の質に関する問題点が挙げられた（図10）。キサンタンガム系製品の長所として、時間経過による硬さの変化が少なく、口腔内でべたつきにくく、お茶の色彩や風味を損なわないといわれている。しかし、実際に使用している栄養士の評価では、キサンタンガム系の製品を使用している場合でも、とろみの硬さが時間で変化する、べたつくといった問題点が挙げられていたことから、製品により性能が異なることが考えられる。

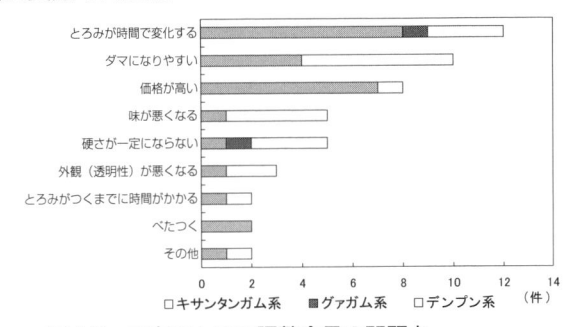

図10　現在のとろみ調整食品の問題点
（2010年度　シダックス受託先病院・高齢者施設107件調査結果より）

とろみ調整食品に求めること

とろみ調整食品を使用する上で求めることの第1位から3位までを訊ねた結果、第1位には、「風味の変化が少ないこと」「ダマになりにくいこと」、「価格が安いこと」、「とろみが早くつくこと」などが挙げられた。第1位から3位を通じて、「風味の変化が少ないこと」、「ダマになりにくいこと」など、おいしい食事を提供するために影響する項目が多く選ばれた（図11）。

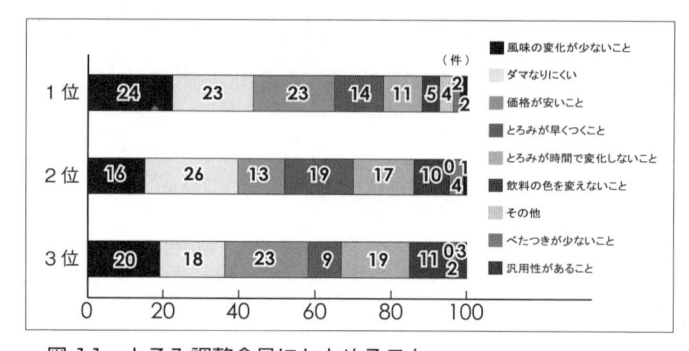

図11　とろみ調整食品にもとめること
（2010年度　シダックス受託先病院・高齢者施設107件調査結果より）

❖受託先給食施設におけるとろみ調整食品に関する教育

　毎年、展示会や学会の展示ブースでは、多くの新製品が紹介されている。しかし、各メーカーの新製品情報やその特徴を比較し、受託先給食運営に適しているとろみ調整食品を毎年検討している栄養士は、少数である。その理由として、アンケート調査結果でも示されているように、とろみ調整食品の選定理由は環境的要因（先方指定、会社指定食材など）が多く、受託先施設に勤務する当社栄養士自らが、製品を選定する機会が少ないことが挙げられる。当社では、基礎的な教育として、専門家による研修会や自主的な勉強会、本部からの情報発信を行い、現場栄養士が新製品やその製品特徴を知る機会を設けている。

❖今後の展望

　病院・高齢者施設給食の外部委託率は、年々増加傾向にある。咀嚼力や嚥下力が低下した患者や入所者の低栄養状態を防ぐために、咽込みにくく、飲み込みやすい美味しい食事提供が、管理栄養士・栄養士に期待されている。しかし実際には、受託先の各病院や高齢者施設の食事の考え方が異なり、使用されているとろみ調整食品の種類は多岐に渡り、さらに製品選定には先方による判断が多く見られる。委託給食会社が主体的に製品を統一し、受託先の給食運営を標準化することは、今のところ難しい。各病院・高齢者施設間において、これ

らの食事が共通化されることで、委託給食における給食運営の標準化が可能になると考えている。

　今後、多職種の医療スタッフ、専門家、日本摂食・嚥下リハビリテーション学会認定士などが集まる食介護研究会や学会が中心となり、とろみの段階や目安表記に関する考え方の共通化が図れることを期待している。

【参考文献】
1)（財）医療関連サービス振興会　平成18年度医療関連サービス実態調査結果。
2)（社）日本メディカル給食協会　マンスリー情報2009　第2号。
3) 大越ひろ、手嶋登志子：摂食・嚥下障害者のための段階的な食事（1）、総合リハビリテーション vol. 34 NO. 10、994-995。
4) 手嶋登志子：高齢者のQOLを高める食介護論—口から食べるしあわせ、p42-43、日本医療企画、2006。

●索引●

英数字

3,6-アンヒドロ-D-ガラクトース ……37
ADI …………………………10, 11, 37
AFM …………………………17, 18
Atomatic Force Microscopy …………17
B 型回転粘度計………………20, 21, 29
CMC ナトリウム ………………51, 52
Consistometer ………………………25
DE 値 ……………………45〜47, 49
Differential Scanning Calorimeter …60
DSC……………………………60, 61, 64
D-ガラクチュロン酸……………50, 52
D-ガラクトース ………………37, 45, 50
D-キシロース …………………45, 50
D-グルクロン酸 ………………………30
D-フコース ……………………………50
D-マンノース …………………………30
E 型粘度計 ……………………………20
gelatinization …………………………58
HM ペクチン …………45〜49, 51, 52
JECFA ……………………………10, 31
Line Spread Test ………………115, 147
LM ペクチン …………………45〜47, 49
LST ……………………………115〜117, 147
L-アラビノース …………………45, 50, 55
L-ラムノース …………………45, 50, 55
pK 値 ……………………………………46
QOL ………………………………6, 163
Quality of Life …………………………6
Rapid Visco Analyzer ………………60
retrogradation ………………………58

RVA ……………………………19, 60, 63
Springiness ………………………26, 67
TA-XT2 ………………………………26
Texture Profile Analysis ……………26
Toughness ……………………………67
TPA ……………………26, 28〜30, 67
TPA の有用性 …………………………28
UDF ……………………………………7
Videomanofluorography ……………78
VMF ……………………………………78
$α$-D-ガラクトース ……………………34
$α$-L-ラムノース ………………………40
$α$ 化処理 ………………………………62
$β$-D-ガラクトース ……………………55
$β$-D-ガラクトピラノース ……………55
$β$-D-グルクロン酸 ……………………55
$β$-D-グルコース ………………………40
$ι$ カラギナン …………………………37, 63
$κ$ カラギナン ………………36, 38, 39, 63
$λ$ カラギナン …………………………38

あ

アイリッシュモス………………………37
味のプロファイル………………………69
アシル基…………………………………40
アセタール結合…………………………30
アセチル化…………………………30, 44
アセチル基………………………………40
アミノ基…………………………………14
アミロース ………………………57〜60, 64
アミログラフ……………………………60
アミロペクチン……………………57〜61

アラビアガム …………13, 15, 16, 54〜56
アラビアガム水溶液の粘度……………55
アラビアガムの食品への応用………57
アラビアガムの生理機能……………56
アラビアガムの乳化機構 ………55, 56
アラビノース………………16, 50, 55
アルギン酸………………………13, 14, 63
アルファー化デンプン………………7, 77
安全性 ………………………………10, 31
安定化処理……………………………62
安定剤 ………11, 36, 39, 48, 49〜51, 57
安定時間 ……………………………149
委託給食会社 …………140, 164, 172, 173
一次回帰式の決定係数………………28
一軸圧縮型……………………………26
一軸圧縮試験機 ……………………24, 25
一時特性値……………………………26
一日摂取許容量………………………10
一般飲食物添加物 ………………9, 11, 50
一般グレード品………………………31
医薬品添加物規格……………………11
医薬品用途………………………9, 11
インストロン…………………………26
インストロン試験機…………………18
咽頭残留 ……………………88, 89, 152
栄養アセスメント ………142, 143, 151
栄養サポートチーム加算 …………141
栄養成分 …………108, 117, 118, 147, 148
栄養必要量 ……………………………144
栄養表示基準……………………………118
栄養補給 ……………………………150, 162
栄養補給型食品 ………………………6
エーテル化処理…………………………62
エステル化処理…………………………62
エステル化度 …………………………16, 45

エステル結合……………………………40
エッグボックスモデル………………47
嚥下機能………6, 76, 140, 145, 166, 167
嚥下困難者用食品………………24, 26, 67
嚥下時舌運動……………………………92
嚥下食用固形化改良剤 ………………167
嚥下造影検査……………76〜86, 89, 90
嚥下チーム …………………………143
嚥下調整食 ………146, 153, 154, 159
嚥下反射 …………………………9, 87, 88
嚥下補助食品 ……………………2, 140
塩分相当量 …………………………118
塩分相当量換算式 …………………118
応力―歪み曲線 ……………………65, 66

か

カードメーター………………………19
カードラン……………………………13
介護食 ………………………108, 165
介護食品………………………………6, 20
介護老人福祉施設 …………………155
海藻を起原とする増粘多糖類………13
価格 …………………………108, 118, 171
架橋構造…………………………………42
化工・加工デンプン ………………61, 62
加工デンプン ………………57, 77, 109
カシアガム……………………………34
果実類を起原とする増粘多糖類………13
カゼインミセル………………………49
かたさ……24, 25, 26, 28, 29, 67, 113〜116
カチオン…………………………38, 41, 42, 46
カッパタイプ…………………………15
ガティガム……………………………11
ガム性……………………………………26
カラギーナン系 ……………110, 111, 118

カラギーナン系製品の特徴 ……… 111
カラギーン………………………… 37
カラギナン ………… 13〜16, 37〜40
カラギナンの一次構造……………… 37
ガラクタン………………… 15, 45, 55
ガラクチュロン酸………… 44, 45, 51
ガラクチュロン酸アミド…………… 45
ガラクチュロン酸含量……………… 44
ガラクチュロン酸メチルエステル… 45
ガラクツロナン………………… 16, 50
ガラクトース… 15〜17, 34, 35, 37, 45, 50, 55
ガラクトマンナン ……… 15〜17, 34〜36
カラヤガム ………………………… 11, 13
顆粒化………………………… 31, 62
顆粒化技術………………………… 31
カルボキシル基…………… 14, 45〜47
カルボキシルメチルセルロースナトリウム……………………………… 51
感覚特性………………… 26, 64, 67
寒天 …………… 13〜15, 66, 81, 82, 166
官能評価…… 66, 76, 81〜85, 88, 92, 93, 95
甘味の感覚強度……………… 67〜69
刻み食………………… 3, 76, 81, 82, 89
キサンタンガム … 7〜9, 13, 14, 30, 31, 33〜36, 63〜65, 68, 96, 97〜104, 109〜111, 118, 160, 169, 171
キサンタンガム系 ………… 96〜104, 110
キサンタンガム系製品の特徴 ……… 111
キサンタンガム製品の特徴………… 32
キサンタンガムのレオロジー …… 32, 34
基礎的方法………………………… 18, 19
既存添加物名簿………… 9, 30, 40, 43
キチン……………………………… 13
キトサン …………………………… 13, 14

ギャップ……………………… 20, 90
急性期病院…………………… 140, 141
旧特別用途食品制度 ……………… 24, 28
共軸二重円筒型回転粘度……………… 19
凝集性 … 25, 26, 28, 29, 67, 77, 82, 84, 85, 90, 96, 101, 150
グァーガム … 7, 8, 11, 14, 16, 31〜36, 63, 67, 95, 110, 111
グァーガム系 …… 90〜93, 95〜104, 110, 111, 118, 169
グァーガム系製品の特徴 …………… 111
クリープメーター…………………… 18
グリセリル基 ………………… 40, 41
グルコシド結合……………………… 45
経験的方法……………………… 18, 19
経時安定性………………………… 31
経皮内視鏡的胃瘻造設術 ………… 145
計量の目安………………………… 112
結合領域…………………………… 15
結晶領域…………………………… 58
結着剤 ………………………… 39, 56
ゲル→ゾル転移……………………… 47
ゲル−ゾル混合系試料 … 81〜83, 85〜90
ゲル−ゾル混合系試料のテクスチャー特性……………………………… 82
ゲル化機構………… 38, 40, 42, 45, 47
ゲル化挙動………………………… 47
ゲル化剤 … 11, 36, 37, 39, 49, 81, 82, 145, 159, 161
ゲル化特性……………………… 40, 45
ゲル強度 ……………… 38, 39, 44, 65
ゲル状……………………………… 68, 166
ゲル状食品 …… 18, 19, 21, 24, 26, 69
原子間力顕微鏡……………………… 17
コイル状態………………………… 30

光散乱法……………………………40
構成糖………………13, 14, 37, 50, 51
紅藻類 ………………………14, 37
剛直性………………………………45
高糖度ジャム………………………49
降伏応力…65, 78, 82～85, 88～91, 93, 104
高メトキシルペクチン……………44
高齢者用食品………………………24
高齢者老人福祉施設 ……………153
誤嚥…3, 6, 9, 76, 81, 86, 88, 107, 117, 145, 167
誤嚥性肺炎 ……………2, 3, 6, 143, 162
糊化…………………19, 57, 58, 60～64, 107
コサインカーブ……………………22
骨粗しょう症………………………53
糊料…………………………………11
こわさ………………………………66
コンニャクグルコマンナン …13, 38, 39, 64
こんにゃくマンナン………………39

さ

サイリウムシードガム……………11
サイレントアスピレーション………76
サインカーブ………………………21
サルコペニア ………………………2
三栄源エフ・エフ・アイ ………28, 29
参考価格 ……………………108, 118
酸性多糖類…………………………14
酸性乳飲料 ………………48, 50～52
酸性乳飲料の安定性………………52
酸性乳の安定化機構………………49
酸乳安定剤…………………………50
ジェランガム………13, 14, 17, 40～44, 63
ジェランガムの一次構造…………42

ジェランガムのゲル化機構………40
舌運動………………76, 90, 92, 93, 95, 104
湿熱処理……………………………62
指定添加物 ……………………9～11
示差走査型熱量分析計……………60
柔軟性………………………………45
周波数依存性 …22, 24, 32, 33, 98, 99, 103
樹液を起原とする増粘多糖類……13
樹木のパルプ質を起原とする増粘多糖類
…………………………………13
消費者庁……………………………26
食塊 …3, 6, 7, 68, 76～81, 86～90, 92, 95, 104, 161, 162, 166
食塊形性 ……………………4, 76, 92, 162, 166
食形態…153, 154, 155, 157, 160～162, 165～168
食品衛生法……………………9, 109
食品衛生法施行規則 …………………9
食品添加物…2, 9, 10, 30, 35, 40, 44, 50, 62
食品添加物の安全性………………10
食品の力学測定 ……………18, 19, 28, 29
食品の力学測定法……………18, 19, 26
食品の力学的性質…………19, 62, 66
食品物性…………………………17, 19
食感の数値化………………………67
身体計測 ……………………143, 144
浸透圧法……………………………40
水素結合 ………………35, 46, 58, 61
水分管理…………………………145
水分補給…6, 108, 146, 149, 150, 154, 161, 167
水分補給型食品 ……………………6
水分補給の工夫 …………………161
水溶性大豆多糖類 ……………11, 50
水和状態……………………………17

水和性 …………………………………14, 31
水和速度…………………………………31
スムース領域 ………………………35, 36
ずり速度 …20〜22, 29, 30, 35, 64, 65, 77, 78, 82, 90, 91, 97, 98, 104
ずり粘度……………………18〜20, 29, 65
ずり流動化流動………………97, 102, 103
静的粘弾性試験…………………………18
静電的相互作用…………………………14
摂食・嚥下障害患者の栄養管理 ……142
摂食栄養量 ……………………………144
摂食・嚥下機能 ……3, 140, 161, 163, 165
摂食機能 …2, 76, 140, 153〜155, 161, 167
摂食障害入院医療管理加算 …………141
摂食方法の工夫 ……………155, 161, 162
セルロース…13, 14, 30, 35, 51, 63, 64, 111
セルロース誘導体 …………………13, 64
相互作用 ……14, 35, 36, 38, 39, 46, 49, 52
増粘剤…2, 9, 11, 13, 18, 30, 36, 38, 39, 57, 67〜70
増粘剤の起原 …………………………11
増粘剤の理化学特性 …………………13
増粘多糖類 …6, 8〜17, 30, 31, 95, 96, 108〜110, 116
増粘多糖類の機能性 …………………14
増粘多糖類の構造情報 ………………17
増粘多糖類の分子 ……………………16
速度勾配 ……………………………20, 29
そしゃく、えん下困難者用食品 …24, 67
咀嚼・嚥下機能……6, 153, 161, 163, 165, 166
咀嚼・嚥下補助食品 …………………6, 9
咀嚼性……………………………26, 166
疎水的相互作用…………………………46
ゾル→ゲル転移温度 ………………45, 48

ゾル状 ………………21, 24, 26, 68, 166
ゾル状食品 ……………18, 19, 20, 28, 67
ゾル状試料の粘度挙動…………………21

た

耐塩性 ………………………………30, 50
耐酸性 ……………………………30, 62, 109
第三世代のとろみ調整食品……………30
ダイズ多糖 ………………………11, 50
大豆多糖類 ……………………11, 50〜54
大豆多糖類の食品への応用……………53
大豆多糖類の生理機能…………………53
耐熱性 ……………………………30, 62, 109
耐ヒト消化酵素性………………………30
大変形領域 ………………………18, 65
耐冷凍性…………………………………31
脱アシル型 ……………………………17, 40
脱アシル型ジェランガム………17, 41, 42
脱エステル化……………………………44
脱水症状 …………………………9, 161
タッピング………………………………54
多糖類の分子構造 ………………14, 50
ダブルヘリックス構造…………………41
食べやすさの官能評価…………………85
だま ………………………………6〜8, 31
タマリンド種子多糖類…………………11
タラガム ……………………11, 34, 35
弾性的成分………………………………22
弾性率 ………18, 22, 23, 32, 59, 63, 66, 99
たんぱく質 …14, 38, 39, 49〜53, 55, 111, 112, 144
弾力性……………………………26, 39, 66
チームアプローチ …………142, 153, 155
地下系デンプン…………………………58
地下植物の根茎を起原とする増粘多糖類

……………………………………13	動的粘弾性測定…………18, 22, 23, 63, 70
地下デンプン ……………………107	動的粘弾性の周波数依存性 …22, 24, 32,
畜肉加工品………………………39	33, 99
地上系デンプン…………………58	動物由来の増粘多糖類…………………13
地上デンプン ……………107, 108	透明グレード品…………………………31
中性多糖類………………………14	透明性 ……………………34, 36, 57, 62
超音波断層法……………76, 90, 92	とうもろこしデンプン…………59, 63, 64
超分子構造 …………………16, 17	特別用途食品制度……………25, 26, 28
貯蔵弾性率 ………22, 23, 32, 59, 63, 99	とろみガイドブック ……………147
低糖度ジャム……………………49	とろみ測定板……………………115
低メトキシルペクチン…………44	とろみ調整後の安定時間 ……149
テクスチャー…3, 26, 64～66, 68, 69, 153,	とろみ調整食品…2～4, 6～9, 28～31, 33,
159, 161, 162, 168	34, 90, 91, 95, 96, 104, 107～119, 140,
テクスチャーアナライザー……………19	145～147, 149～152, 154, 155, 159,
テクスチャー特性 …19, 77, 82～84, 89～	160, 162, 166～172
91, 96, 101, 105	とろみ調整食品の原材料 …108, 109, 112
テクスチュロメーター ……………19, 26	とろみ調整食品の種類 …………108, 172
電荷密度…………………………15	とろみ調整食品の使用濃度 …………154
デンプン …13, 19, 53, 57～64, 77, 81, 82,	とろみ調整食品の使用例 ……………167
90, 93, 95, 103, 107～110, 118, 151	とろみ調整食品の選定理由 …………170
デンプン／多糖類混合系の糊化挙動…63	「とろみ調整食品」の添加量の目安
デンプン系 ………90～103, 108, 109, 110	…………………………158, 159
デンプン系食材 …………108, 109	「とろみ調整食品」の粘度の経時変化
デンプン系製品の特徴 …………110	………………………………160
デンプンゲル……………………59	とろみ調整食品の品質管理方法………28
デンプン構造……………………57	とろみ調整食品の問題点 ……………171
デンプン性食品の品質改良……53	とろみ調整食品の利用場面 …………150
デンプンの膨潤・糊化挙動……19	とろみの状態 ……………………146
デンプンの力学特性……………63	とろみのつけ方 ……………150, 151
デンプンの老化………………53, 59, 64	とろみの目安………113～116, 119, 140
糖たんぱく質……………………54	とろみ表現の目安 ……………114
動的粘弾性 ……21, 22, 24, 32, 59, 98, 99,	とろみ補助食品ゲル化剤の特徴 ……161
102, 104	とろろ ……………………………81, 87
動的粘弾性原理…………………23	
動的粘弾性試験…………………18	

な

二次特性値……………………………26
日本介護食品協議会 ……6, 28, 29, 113～
　　115, 140, 165
日本高分子学会………………………40
日本摂食・嚥下リハビリテーション学会
　　……………………………140, 173
乳化安定性……………………31, 53, 56
ニュートン粘性 ………………… 35, 50
ニュートン流動………………………78
ネイティブ型 …………………… 40, 42
ネイティブ型ジェランガム ……… 43, 44
熱安定性………………………………42
粘性抵抗 …………………………20, 25
粘性的成分……………………………22
粘性率……………… 3, 18, 65, 77, 78, 97
粘弾性特性……………………………21
粘稠液状食品………………… 76, 104, 105
粘稠液状食品の力学的特性 ……… 76, 95
粘稠性発現物質 …………95, 96, 102, 105
粘稠ゾル試料食塊の形状………………80
粘稠ゾル試料のテクスチャー特性 …77,
　　82, 83
粘稠ゾル試料の力学特性 …………76, 77
粘度 …2, 3, 7, 8, 16, 20, 22, 25, 28～31, 34
　　～36, 44, 49～52, 55, 57, 60, 62, 63,
　　65, 67, 91, 97, 103, 104, 107, 110, 111,
　　114, 115, 146, 147, 151, 153, 155, 157,
　　159, 161, 166, 169
粘度測定…………………18～20, 29, 30
粘度発現 …………………………31, 36
飲み込み特性…………76, 90, 92～95, 104
飲み込みやすさ………28, 86, 95, 153, 162

は

ハイメトキシルペクチン………………16
破断 …………………………………18, 68
破断応力 ……………………65～68, 82
破断測定 …………………………18, 19
バネ緩和曲線…………………………91
バネ緩和法 …………………………49, 91
万能試験機……………………………26
非経口的栄養補給法 ………………150
微小変形領域…………………18, 21, 65
ビスコグラフィー……………………63
微生物 ……………………………13, 30
微生物由来（醗酵性）の増粘多糖類…13
ヒトの感覚特性………………………26
非ニュートン流体挙動………………20
病院給食 ……………………………164
ピルビン酸……………………………30
広がり係数……………95, 99, 100～104
フェヌグリークガム…………………34
付着性 …7, 8, 26, 28, 33, 62, 63, 67, 77, 82
　　～85, 90, 96, 101, 115, 116, 150
普通食 …………………………165, 166
物性 ……6, 17, 19, 61, 84, 85, 89, 97, 104,
　　115, 147, 149～151
物理的性質……………………………20
ブラベンダービスコグラフ…………19
ブラベンダーファリノグラフ………19
フルイドレオメーター………………18
プルラン………………………………13
ブレークダウン……………60, 107, 108
フレーバーの感覚強度………………68
フレーバーリリース ………42, 51, 67, 68
ブロック化度…………………………45
分散性 ……………………7, 31, 42, 43, 62

分子会合 …………………16, 17, 36, 46
分子構造 …13～17, 34, 36, 41, 50, 52, 54, 58
分子的相互作用……………………35
米国農務省……………………………25
併用ゲル………………………………35
ペクチン ……………13, 14, 16, 43～50
ペクチンの一次構造 ……………45, 46
ペクチンのゲル化機構 …………45, 47
ペクチンの定義………………………43
べたつき感………………88, 92, 95, 169
ヘテロポリマー………………………40
ペネトロメーター……………………19
ヘリックス状態………………………30
変形率 …………………………24, 28
保形性………………………7, 25, 28, 33
保湿性…………………………………31
保水性 ……………………20, 36, 57, 64
ボディ感………………………………49
ホモガラクツロナン酸………45, 47, 49
ホモガラクツロナン ……44～46, 49, 50

ま

マイクロゲル…………………………42
豆類の種子……………………………11
マンノース………………………16, 30, 34
味覚の感覚強度………………………67
ミキサー食 ………20, 150, 151, 167, 169
ムース状試料……………………90～91
ムース状試料の官能評価……………92
ムース状試料の力学的特性 ……90, 91
むせ…………………76, 107, 160, 167
メチルエステル化……………………45
目安重量…………………………112

模擬的方法 ……………………18, 19
モノマー………………………15, 40
脆い ………………………18, 38, 39, 42

や

ユニバーサル試験機…………………26
ユニバーサルデザインフード ‥6, 7, 24, 113～115, 165

ら

ラピッドビスコアナライザー………19
ラムダタイプ…………………………15
ラムノガラクツロナン………………50
ランダムコイル状 ………………41, 67
力学指標……………………24, 26, 28
力学スペクトル……………22, 23, 32
力学測定 ………18～20, 26, 28, 29, 60, 64
力学的損失正接………………………22
力学モデル……………………………17
力価調整………………………………44
離水 …25, 35, 38, 43, 61, 62, 109, 150, 161
立体構造………………………………30
利便性 ……………………108, 112, 119
流動食 …………6, 112, 146, 150, 169
流動特性……………82, 90, 97, 104, 105
リング法 ……25, 26, 28, 95, 99, 101, 103, 104, 105, 155
レオロジー測定………………………20
レオロジー的性質……………………32
レオロジー特性 ……………34, 64～66
レトルト食品…………………………31
老化 ………………………53, 57～61, 63, 64
ローカストビーンガム ……11, 14, 16, 34 ～36, 38, 39, 63, 64, 68

●著者一覧（五十音順）

大越　ひろ（おおごし　ひろ）

日本女子大学家政学部教授。農学博士。2012年3月現在、日本調理科学会副会長、日本摂食・嚥下リハビリテーション学会理事、食介護研究会代表幹事など。専門は調理科学、主に食べやすく、飲み込みやすい食べ物の研究。
著書『おいしさのレオロジー』（アイ・ケイコーポレーション）、『健康と調理のサイエンス』（学文社）、『高齢者のための食介護ハンドブック』（医歯薬出版）などがある。

品川　喜代美（しながわ　きよみ）

管理栄養士。日本女子大学大学院家政学研究科食物・栄養学専攻修了。シダックスフードサービス株式会社入社。病院・高齢者給食の現場経験後、現在、シダックス株式会社総合研究所にて、主に食べやすい高齢者の食事に関する研究・調査を担当。
〒150-0041　東京都渋谷区神南1-12-13渋谷シダックスビレッジ
Tel：03-5784-8887　http://www.shidax.co.jp

高橋　智子（たかはし　ともこ）

博士（学術）。神奈川工科大学応用バイオ科学部栄養生命科学科教授。日本女子大学家政学部食物学科管理栄養士専攻卒業。日本摂食・嚥下リハビリテーション学会評議員、日本摂食・嚥下リハビリテーション学会認定士、日本栄養改善学会評議員、日本バイオレオロジー学会評議員、日本調理科学学会関東支部役員。
著書『健康と調理のサイエンス』学文社などがある。

玉木　有子（たまき・ゆうこ）

博士（食品栄養学）。新潟医療福祉大学健康科学部健康栄養学科助教。東京農業大学大学院修了後、新潟医療福祉大学医療技術学部健康栄養学科助手を経て現職。日本栄養士会、新潟県栄養士会所属。管理栄養士。

船見　孝博（ふなみ　たかひろ）

学術博士。三栄源エフ・エフ・アイ株式会社　第一事業部　次長。

専門分野　生体・天然高分子の基礎特性解析、生体・天然高分子の構造―機能相関、生体・天然高分子の食品への応用、生体・天然高分子を利用した介護食のテクスチャーデザイン。

著書『21世紀の天然・生体高分子材料』（シーエムシー出版）、『食感創造ハンドブック』（サイエンスフォーラム社）、『食品ハイドロコロイドの開発と応用』（シーエムシー出版）、『食品・化粧品・医療分野へのゲルの利用』（シーエムシー出版）などがある。

房　晴美（ぼう　はるみ）

管理栄養士。大阪府立公衆衛生学院栄養学科卒業。医療法人ラポール会　青山第二病院栄養科在職。日本摂食・嚥下リハビリテーション学会認定士、日本摂食・嚥下リハビリテーション学会評議員、南河内嚥下勉強会代表。

著書『摂食・嚥下障害と栄養ケア』（医歯薬出版（分担執筆））『みてわかる静脈栄養・PEGから経口摂取へ』（学研（分担執筆））などがある。

増田　邦子（ますだ　くにこ）

管理栄養士「特別養護老人ホームしゃんぐりら」栄養係長。病院栄養士を経て、1995年より川崎市特別養護老人ホームに勤務。後期高齢者の食介護支援における「口から食べることの大切さ」を研究課題としている。

著書『摂食機能療法マニュアル』『高齢者のQOLを高める食介護ハンドブック』（医歯薬出版）『食事介護マニュアル』（第一出版）などがある。

とろみ調整剤ハンドブック

2012年4月10日　初版印刷
2012年4月20日　初版発行

著　　者	大越ひろ・品川喜代美・高橋智子・玉木有子・
	船見孝博・房晴美・増田邦子
発行者	松　林　孝　至
印　　刷	株式会社理想社
製　　本	渡辺製本株式会社

発行所　株式会社　東京堂出版
　　　　〒101-0051　東京都千代田区神田神保町 1-17
　　　　電話　03-3233-3741　　振替　00130-7-270

ISBN978-4-490-20774-3 C2077
©Hiro Ogoshi, Kiyomi Sinagawa, Tomoko Takahashi,
　Yuko Tamaki, Takahiro Funami, Harumi Bo, Kuniko Masuda
2012, Printed in Japan